护心时代

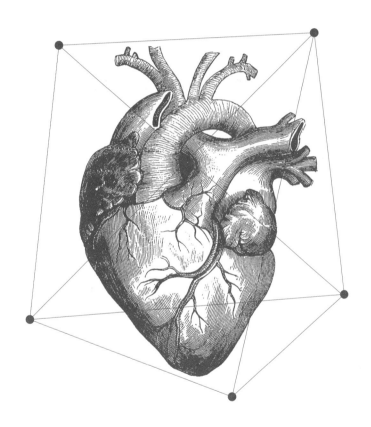

伍焜玉 —————— 著

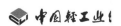
中国轻工业出版社

图书在版编目（CIP）数据

护心时代 / 伍焜玉著 . —北京：中国轻工业出版
社，2024.1
ISBN 978-7-5184-4552-3

Ⅰ . ①护… Ⅱ . ①伍… Ⅲ . ①心脏血管疾病—防治
Ⅳ . ① R54

中国国家版本馆 CIP 数据核字（2023）第 179793 号

责任编辑：何 花 付 佳　责任终审：李建华　整体设计：锋尚设计
策划编辑：何 花　　　　　责任校对：朱燕春　责任监印：张京华

出版发行：中国轻工业出版社（北京东长安街6号，邮编：100740）
印　　刷：艺堂印刷（天津）有限公司
经　　销：各地新华书店
版　　次：2024年1月第1版第1次印刷
开　　本：710×1000　1/16　印张：15.5
字　　数：220千字
书　　号：ISBN 978-7-5184-4552-3　定价：58.00元
邮购电话：010-65241695
发行电话：010-85119835　传真：85113293
网　　址：http://www.chlip.com.cn
Email：club@chlip.com.cn
如发现图书残缺请与我社邮购联系调换
230340S2X101ZYW

推荐文

守护心血管，请提前部署

王水深（台湾辅仁大学附设医院院长／讲座教授）

本书作者伍焜玉教授是我非常敬重的世界级血液学大师，在其忙碌之余仍不忘教导大众重视人体最重要的心血管系统，实在令人钦佩。

在本书中伍教授点出要害，血管壁受伤、炎症反应及脂肪沉积是造成血管粥样硬化的三大要素。其实全身的动脉血管都会受侵蚀，发生在心脏就可能引起心肌梗死，发生在脑部就可能造成脑卒中，发生在主动脉就可能导致主动脉瘤或主动脉剥离，这些都是死亡率很高的疾病，因此必须严格控制"三高"（高血压、高血脂、高血糖），要正确运动，要适当纾压，要均衡饮食，要规律生活，不抽烟，这些手段均有助于减少疾病的出现。

若不幸得病也不要灰心，现在已经有很好的药物，例如伍教授谈到的阿司匹林、他汀药物、血管紧张素受体阻滞剂等。必要时可用导管整形或支架置放术处理，也可用外科手术治疗。伍教授也呼吁生物医学工程等专家一起努力利用诱导性多能干细胞做出适合人体的各种人工血管。

我们应提前部署，通过领悟这本《护心时代》传达的知识和理念，学以致用，促进大众健康长寿。

从研究到应用，医学人生的实践

王宗道（台湾大学医学院附设医院内科整合医学科主任／临床教授）

这次很荣幸有机会为我在台湾大学医学系学生时期的授课老师伍焜玉教授的最新著作《护心时代》撰写推荐文，尤其内容又与我的临床专业心血管疾病相关，因此义不容辞，且可先睹为快。孰料一读之后欲罢不能，一鼓作气将全书读完，深觉这的确是一本深入浅出的好书。

伍教授从医学历史入手，将心血管疾病的相关知识娓娓道来，并融入其个人研究心得体会，同时介绍最新的医学发展包括人工智能、基因编辑等。全书内容科学严谨，又兼顾可读性，不仅像我这样的专业医师读起来津津有味，相信对大众来说也是一本极佳的医学科普读物。在知识爆炸、内容质量良莠不齐的今天，伍教授的这本《护心时代》提供了正确客观的医学知识，甚至有拨乱反正的作用，很难得。

纵观全书，个人觉得可分四点略述其特色。

一、由历史宏观发展角度论述疾病。在我自己学习及对学生教学时，均特别强调必须探究疾病的历史演进，才能对疾病全貌有纵深了解，因为我们不仅要熟练掌握最新的医学知识以应用于临床，更应该思考如何开创新的医学知识让全人类受益。因此前人如何在有限的知识环境下一步步将医学知识发展到现今状态，我们如何让自己也拥有这种开创性思维及创新能力才是学习重点。而在本书中，伍教授以其丰富的学术素养将诸多心血管疾病的历史详加介绍，让人十分惊艳，也让读者更能理解心血管疾病诊疗的发展。伍教授提到与其研究相关的血栓素及血管内皮细胞前列环素（即依前列醇）的平衡，以及后续发现消炎止痛药因为抑制血管内皮细胞前列环素的合成会造成心血管疾病风险增加，再配合历史纵深的场景描绘，叙述十分精彩。

二、正确传递心血管疾病的新观念。在个人行医过程中，深感大众对心血管疾病仍有诸多误解，而本书深入浅出地传达正确观念，如动脉硬化及血栓是心血管疾病的主要致病原因、由流行病学研究找出心血管疾病危险因子、阿司匹林的心血管保护研究等，均值得大家仔细阅读。所谓"知识是行为最佳的后盾"，正确医学知识的建立对大众来说实在是刻不容缓。

三、以科学原则推荐心血管保护的非药物治疗策略。伍教授以其深厚的学术素养，依据科学证据，对各种食物包括蛋类、糖类、绿茶、红酒、咖啡等做出详细说明，内容引人入胜。其中，"不随便吃药或补品"的建议更深得我心。

四、心血管领域的最新科技。这是令人相当惊艳的章节。伍教授对各项新科技娓娓道来，包括基因编辑、人工智能、肠道菌群等都有深入介绍。由于个人这几年也带领团队开发心血管相关的AI模型，发展方向也正如伍教授指出的寻找风险因子及心血管影像自动诊断方面。除了冠状动脉狭窄自动诊断及钙化分数自动定量外，我们最近也领先世界开发出将心脏外周脂肪自动定量的AI工具，目前正与相关部门合作，看能否对人群心血管风险做更精准的估测。

初次亲身体验伍教授的上课风采已是30年前，现借此方式向老师致敬。谨以此文郑重推荐予诸位。

血小板的功过

吴德朗（台湾长庚纪念医院心脏科医师／长庚医疗体系最高顾问）

　　血液有三种细胞：红细胞、白细胞及血小板，红细胞负责氧气的输送，白细胞负责抵抗人体的感染，血小板负责止血，各司其职。血小板的功能如果过分旺盛，在心血管会造成心肌梗死，在脑血管会发生脑卒中，二者都会危及生命，也都名列十大死因。目前临床上是用阿司匹林及氯吡格雷等药物来抑制血小板的功能，防止血栓堵住心血管或脑血管而发生严重疾病。

　　伍教授有"血小板先生"的尊称，是血液学专家，也是研究血小板及血管内皮细胞的世界级权威。这本《护心时代》内容丰富，是非常不错的健康知识参考书，值得阅读。

以博大精深的学术素养传递健康

陈耀昌（台湾大学医学院名誉教授）

　　焜玉老师的大作出版，邀我作序，且只能写500字，不过身为焜玉老师的大弟子，一动笔就欲罢不能。这本书是关于心血管保健的科普书籍，知道伍教授的本行是血液专科医师的读者一定很纳闷，怎么他的三本书，先是血液，然后是免疫，现在变成心血管，伍教授怎么那么无所不精？

　　这就是焜玉老师的博大精深！

　　话说1977年秋，我初任血液科总医师，那时美国华盛顿大学的爱德华·唐纳尔·托马斯（Edward Donnall Thomas）的骨髓移植石破天惊，竟然可以治疗白血病。因此我非常期待在总医师任职结束后，加入弗雷德·哈金森癌症研究中心的移植团队，学习这个新的医疗技术，但不得其门而入。

　　那时，我在台湾大学医学院期刊《青杏》上读到伍焜玉教授的文章。伍教授只高我六届，三十出头就以创建"循环内血小板凝集检测（CPA）"而闻名美国血液界及心血管界。他证明CPA可以作为患者产生小血管栓塞的危险系数。

我写信向从未谋面的焜玉老师求助。焜玉老师说:"既然那里没有机会,那你就到我这里当研究医师吧。"于是我加入了焜玉老师的团队。

当时,英国的约翰·范恩(John Vane)研究发现血小板与血管内皮细胞经过前列腺素系统的微妙平衡,他因此获得了1982年的诺贝尔生理学或医学奖。我们体内的前列腺素系统不仅与血小板有关,与免疫系统也有极大的关系;而血小板则与动脉硬化及血栓形成有密切关联。这也是焜玉老师既精通血液学又精通免疫学,更精通心血管栓塞病变的原因。

在焜玉老师的指导下,我很快发表了两篇有分量的与前列腺素相关的论文,此后我的职业生涯步入了正轨。所以焜玉老师是改变我职业生涯的大贵人。

后来,焜玉老师就职于美国得克萨斯大学。他在前列腺素、血栓防治及心血管疾病研究领域不断有重大成就,连得大奖。1994年,得克萨斯州休斯敦市长将12月9日定为"伍焜玉医师日"。后来他又返回台湾贡献所学,担任台湾卫生研究机构院长。

焜玉老师虽然在三年前又回到美国,但仍延续他对台湾的热爱。他更捐出奖金,设立基金鼓励年轻学者。于公于私,我都要向他说:"谢谢您,伍教授!"

焜玉老师这本有关心血管健康的科普书,将他博大精深的知识转化为科普著作奉献给大众,让大众从中获益,既懂得照顾自己,也能帮助他人。我真心敬佩焜玉老师如此笔耕不辍,让国人能更健康。

推荐文

与心血管健康共处

魏峥（台湾振兴医院院长）

辛苦为我们工作的心脏，是我们亲密又陌生的伙伴，从胚胎形成之初，便从不罢工，输送血液至全身。从书里引用的数据我们才知道，人体血管总长度共16万公里，可绕地球两三圈。

血液学权威伍焜玉教授，以说故事的方式将晦涩难懂的心血管系统做了非常简明易懂的介绍。《护心时代》这本书，不像我们心脏外科医师拿着手术刀，每天与生死搏斗那般紧张又严肃，书中无论药物发明的革新、心脏疾病的发展还是心脏运作的机制，都以清晰流畅的文字表现出来，引述各个有趣的故事，娓娓叙述历史演变，让读者了解如何与心血管疾病和平共处。

前言 强固心血管的大小事

五脏六腑都是人体内的重要脏器，但若没有血管把氧气及营养物质有规律地准时送到，滋养各个器官，这些掌握生命的器官便都要叫苦，而且存活不了。

血管负责把血液运输到各器官的细胞中，让细胞可以不断产生能源，发挥其功能。血管看起来似乎不太起眼。文学家对血管没有什么兴趣，一般人也很少把血管看作宝贝。血管就这样沉默地工作，不眠不休，自得其乐。

其实血管不只是管道，它是由活生生的细胞组成的。这些细胞用高度的机动性及适应力来护卫血管，并维持顺畅的血液循环。血管的精细设计使得血管功能强大而持久。

血管管腔内血液直接接触的管壁覆盖着一层很特别的细胞，在显微镜下观察就像是铺在街道上的鹅卵石街面，细胞彼此紧密连接，中间很少有空隙。这层细胞形成屏障，不让血液离开管腔渗漏于外，它们叫内皮细胞。

内皮细胞层不只是屏障，还很活跃，这些细胞制造多种小分子化学物质。这些小分子化学物质分泌到血液中，发挥重要功能。有几种化学物质专门控制血管的收缩和舒张，让血管保持一定的弹性和张弛度，使血流不受影响。有些化学物质专管血液中的血小板，让血小板在血液中不凝聚，而且不会黏附在管壁的内皮细胞上。更重要的是，有几种化学分子可以保护内皮细胞，使内皮细胞有效抵挡外来不良分子的伤害。这种自我保护相当有效。

内皮细胞还受血流的保护。血流顺着内皮细胞方向有层次地流动，不但不伤害管壁，还会让内皮细胞分泌更多保护因子。内皮细胞不愧为血管的重要组成部分。这些保护因子对血管功能的维持意义重大。

保护血管的气体

汽车尾气、煤炭燃烧释放的黑烟，以及吸烟吐出的烟雾中都含有对人体有害的氧化氮气体，其中一种气体是一氧化氮，化学名是NO。环境卫生专家极力在降低空气中的一氧化氮含量，向NO说"不"！

有一次，我在美国东北部参加一个药理会议，一位药理学家的新发现让我大吃一惊。他发现血管壁的内皮细胞能释放出一种会使血管舒张的化学物质，这种化学物质是一种气体，居然是一氧化氮！事实上，这是一个很重要的新发现，给心血管的保护带来新希望。

20世纪70年代便有一位临床药理学家提到一氧化氮具有舒张血管的作用。当时有缺血性心脏病的人会随身携带小药片，内含硝酸甘油。一旦心绞痛发作，把小药片放在舌下含服，胸痛及紧张感很快消失。这种药片是如何解除胸痛的呢？当时并不清楚原理。这位临床药理学家做了一系列试验，提出一个很特别的假说：这种药片的作用是经由化学反应释放出一氧化氮。他提出一氧化氮会使血管内的平滑肌细胞舒张，减轻血管的收缩，让血液恢复流通，因此能去除胸部绞痛。

20年后，心血管药理学家证明了血管壁的内皮细胞会制造一氧化氮，而且确实是使用一氧化氮保持血管舒张，才确定了一氧化氮的生理及药理作用，也认定一氧化氮是保护心血管的重要分子之一，并证明硝酸甘油的效果是来自一氧化氮。

空气中的一氧化氮会破坏环境、损害人体，但血管所制造的一氧化氮居然是保护心血管的重要角色！汽车尾气及煤炭燃烧释放的黑烟中的一氧化氮，是氧气与氮气在极高温下发生化学反应产生的。一氧化氮会与大气中的氧气及臭气作用，产生酸雨及空气中的烟雾污染。一氧化氮也促使$PM_{2.5}$微粒的形成。内皮细胞制造的一氧化氮是来自一种叫精氨酸的氨基酸，再经由酶的催化作用产生。产生后由细胞释放，渗透到平滑肌内皮细胞层。进入细胞后，经由生化反应而使平滑肌细胞舒张，之后血管舒张、管腔增大，血液可快速流动。

内皮细胞制造的一氧化氮释放入血后，在血液中控制血小板的活力，抑制血小板凝聚。一氧化氮与前列环素可调控血小板凝聚，对内皮细胞也有一定保护作用。

千万不要把一氧化氮及一氧化碳混为一谈。一氧化碳（化学名CO）在汽车尾气中含量也很高，燃烧天然气也会排出一氧化碳。一氧化碳进入人体会产生很大的毒性，它会迅速进入红细胞，紧紧黏住血红蛋白，把氧气踢走造成急性缺氧。在密封空间，天然气燃烧产生的或汽车尾气中的一氧化碳大量进入人体血液中，取代氧气，造成窒息甚至死亡。而内皮细胞制造的一氧化氮则不会黏住血红蛋白，因此不影响血中氧气含量，不会让人呼吸困难。一氧化氮是人体内在的保护者，而一氧化碳则是环境入侵的破坏者。

与血栓素相抗衡的前列环素

血小板具有生化功能，能制造出一种增强血小板凝聚力及增加血栓形成的血栓素，它是前列腺素的一种。内皮细胞也具有复杂的酶系统，可以制造出另一种前列腺素，即前列环素。有趣的是，前列环素针对血栓素，能抑制血栓素引发的血小板凝聚，因此是天然的抗血小板凝聚因子。前列环素与血栓素形成一种平衡，既能让血小板发挥其止血功能，又能降低其形成血栓的冲力。

20世纪70年代，已知阿司匹林会抑制血栓素而引起出血。后来发现另一类消炎止痛药则因抑制前列环素而增高血小板凝聚力，最终引起心血管疾病。这种止痛药是以COX酶（环氧化酶）为标的，专门抑制COX-2的化学作用，这类药叫COX-2抑制剂。内皮细胞是借COX-2

产生前列环素。使用COX-2抑制剂后，内皮细胞的前列环素几乎完全被抑制，打乱了前列环素与血栓素的平衡。

失去平衡后，血栓素已是无敌，大大发挥其增加血栓的功能而导致心血管疾病。这类药物意料不到的不良反应证明了前列环素的保护功能。前列环素不但能拮抗血小板凝聚，还具有血管保护作用，并且帮助一氧化氮维持动脉舒张。

血管病变是可以逆转的

血管内皮层经常受到由血液入侵的病菌、环境化学毒素、炎症因子的攻击。对于一般小型攻击，内皮细胞可以有效抵挡，虽然有时会造成短暂伤害，但内皮细胞具有强大的修补作用，修补后，内皮层恢复如新。但内皮细胞抵挡不住慢性持续的攻击，从而造成内皮层永久损伤。

伤害内皮细胞的因素大部分源自不健康的生活方式及饮食，小部分源自内在疾病。生活方式中，以吸烟、缺乏运动、紧张及睡眠不足最易引起慢性血管损伤；饮食方面则以偏肉类、少蔬果、高热量、高盐糖最易诱发慢性血管问题。这些伤害是逐渐累积的。更可怕的是，这些伤害往往无痛、无症状，在二三十年后才会爆发可怕的心脏病及脑卒中。

各种不同伤害因素引起的慢性血管疾病叫作血管硬化，较明确的说法是"动脉粥样硬化"。粥样硬化的发展过程遵循阶段性的病理恶化。目前对病理恶化的过程已经相当明确。科学家们了解到动脉粥样硬化斑块破裂时，会黏附血小板及凝血因子，造成血栓，将血管堵塞，阻止血流；血中氧气及营养物质无法输送到心脑等重要器官，导致心肌梗死及缺血性脑卒中。

20世纪中期便有关于血管硬化转变及恶化的研究，发现持续一段时间给予受试动物高动物脂肪食物，其动脉呈现硬化迹象；再继续喂高动物脂肪食物，硬化会进一步恶化，形成的斑块逐渐增大，而且变得脆弱。若将食物改为低脂食物，恶化停止，而且硬化斑块变小，且不再脆弱。这些研究不但提供高脂肪食物引起血管粥样硬化的证据，还提出了一个很重要的信息：动脉硬化是会随着食物改善而好转的。

20世纪中期的流行病学研究提供了另一类有用信息：血管硬化及心血管疾病与食物、生活习惯及"三高"（高血压、高血糖及高血脂）有密切关系。吃健康的食物、戒烟、多运动及控制"三高"会降低对血管的伤害，减轻血管硬化，抑制硬化斑块破裂及血栓形成，降低心血管疾病的风险。

流行病学研究与动物实验结果都显示，血管可以靠改变生活习惯及正确使用药物来保护。21世纪迎来科技及大数据分析的发展，将更加强化心血管的防护工作。

自序 成为心血管健康守护者

心血管疾病现已成为全球最常见的慢性病，它损害个人健康，还会造成严重的经济负担。幸运的是，心血管疾病是可以预防的。

20世纪后半期，美国及西欧国家的研究成果证明，通过改善饮食习惯、消除不良生活方式及增加运动等方式，可以有效减少心血管疾病的发生率及死亡率。更可喜的是，心血管疾病的风险因子"三高"已经可用口服药有效控制，从而增进心血管健康及延长寿命。

心血管研究之始

21世纪带来了新的挑战，而生物医学科技突飞猛进的发展也带来了新契机。心血管疾病最核心的病变是动脉硬化及血栓，而这些病变的起因是血管内的保护机制遭到破坏。了解心血管的护卫及病变起因，就能更有效地改善饮食及生活习惯，并且在必要时规律服药，长期守护心血管的健康。

血管一直被认为是具有弹性且强韧的血液运输通道，听起来似乎比较被动。20世纪70年代，科学家成功培养出包围整个血管壁的单层内皮细胞，此内皮细胞是很活跃的细胞，具有保护血管的功能。内皮细胞的成功培养是一件大事，它就像一把火，将心血管研究燃烧起来。对于一位当时刚在血栓研究方面有点成就的年轻医生来说，它让我对内皮细胞的功能产生很大的兴趣。当时，我已经选择研究血小板相关领域，发现阿司匹林可以抑制血小板制造出的血栓素，因而可以医治小血管血小板阻塞。

一个有趣的发现吸引了我。英国药理专家约翰·范恩（John Vane）的团队发现内皮细胞会制造一种全新的前列腺素，并命名为前列环素，其作用是拮抗血小板制造的血栓素，降低血小板形成血栓的能力。血栓素与前列环素形成平衡状态，既让血小板具有活跃的止血功能，又不会形成血栓。前列环素的护卫力很大，将其水平降低时，有可能会使心血管遭受打击。使用特殊的消炎止痛药会因为抑制前列环素而诱发心血管疾病。于是，内皮细胞制造前列环素的生化机制就成了我研究的焦点。

建立预防概念，保护心血管即刻开始

我们的生活习惯及饮食与心血管的健康有密切关系。多肉、多糖、多油、多盐，以及倾向舒服、少劳动、少活动及少运动的习惯让动脉硬化加快，而且硬化斑块容易破裂发生血栓，导致心肌梗死。

以前，心肌梗死较为罕见。现在，随着经济发展、生活改善，动脉硬化发病率好像也跟着起飞，逐年增高。

现今，很多年轻人沉迷于电脑、手机，缺乏运动，动脉硬化呈现年轻化趋势。动脉硬化及心肌梗死的年轻化已受到社会关注，一般大众也兴起了养生风，掌握了不少保健之道，却忽略了基本的营养功效。

事实上，对于保护心血管的饮食及生活方式，学界已相当了解，也为我们推出了健康生活指南。本书也会有详细描述。

21世纪带来新的心血管健康威胁，例如环境污染，包括空气中的微粒及化学污染物；土壤中的重金属及水中污染物会破坏体内的保护机制等，造成心血管伤害。清除污染将是21世纪的一项大挑战。

还有一种威胁来自微生物，特别是病毒和细菌。如何防止它们对心血管造成伤害，将是目前学界亟待解决的研究课题。

21世纪新的生物科技将会增进大众保护心血管健康的能力。人工智能、基因编辑、肠道益生菌、诱导性多能干细胞及精准医疗，都已经应用于加强保护心血管的研究上，期待不久的将来就可以普遍应用，以减小心血管疾病的负担，增进大众健康。

其实，我们的身体已具备了保护心血管的机制，但要长期维护心血管健康，必须在生活细节上多加配合与努力。我们从小就应养成保护心血管的饮食及生活习惯，以减少对内在保护功能的损害，而医药科技的进步更能加强心血管的保护力。

当了解了体内精密的保护机制，我们就能更持久地养成良好的饮食及生活习惯，同时在必要时合理用药，以预防心血管疾病，享受健康。这也是我撰写本书的最终目的。

目录

第1章

心血管的科学发现

第2章

动脉硬化及血栓
——心血管疾病的元凶

坏胆固醇与冠心病

高血压对血管的伤害

高血糖伤害小血管

保护心血管的生活艺术

第7章

保护心血管的愿景

第**1**章

心血管的
科学发现

·

古代奇特的血管论

科学化的血液循环论

血管不仅仅是运输血液的管道

血管内流着红色液体

2000多年前，人类便已经知道血管的存在。当时的哲学家关注身体内"灵气"的运转，很自然地把血管与"灵气"联系起来，盛传血管是在运输"灵气"。后来又发现有两种血管，一种粗大强韧（相当于动脉），另一种细小柔软（相当于静脉）。动脉被认为是在运输"灵气"，而静脉则运输血液及营养物质。

当时的理论认为动脉和静脉并无关联，各走各的路。一直到17世纪，英国著名生理学家威廉·哈维（William Harvey）才提出血液循环论，将动脉及静脉联系在一起，借此让血液在密闭的血管系统内循环。

现代的血液循环系统便是建立在哈维划时代发现的基础上的。

在哈维那个时代，血管被当作运输血液的管道。直到20世纪70年代，科学家才发现血管是活生生的器官，具有精密的收缩及舒张功能，并且会分泌调控血液循环及保护血管的因子。

对血管认知的历史演变，可以增加对血管的了解，加强对血管的保护意识及理解其重要性。

第1节　古代奇特的血管论

血管在人体内广泛分布，在皮肤表面就可以看到，其存在很早就被人类发现了。3500年前的埃及已经有对血管的记载。考古学家曾发现一本书中记载了"由心脏分出46根血管来控制人类生命的各种功能"。当时认为由心脏流出的血液输送了许多不同的物质，如眼泪、尿液、精液、血液甚至"灵气"。

西方早期的心血管发现历程

埃及人对于血管的奇特看法流传到希腊，连大师级哲学家亚里士多德（Aristotle）也受到其影响。在希腊哲学家中，亚里士多德颇具科学思想，他提出心血管是人体的主轴，是灵魂的居所；而心脏的"灵气"经由血管运输到全身。他还提出右心脏（右心室）及左心室的分工概念。右心室经由血管将血液运输到各器官，并滋养各器官，而左心室则经由血管运输"灵气"及热能。

当时希腊医学流行"四体液"学说，四体液分别是：血液、黏液、黑胆汁及黄胆汁。亚里士多德推翻这个理论，只将血液当作是身体的滋养品。但是他摆脱不了当时的哲学及神学思想，认为人体内的"灵气"是一种必需物质，依赖心血管输送。

为了证实心脏经由血管运输"灵气"，希腊的希罗菲卢斯（Herophilus）做了尸体解剖。他是位有经验且细心的解剖家，但解剖人体还是第一次。做人体解剖需要很大的勇气，而他居然做了600多具！他从解剖中分辨出动脉及静脉，并且详细报告了动脉的特征及其脉动和呼吸的关系。他在解剖时发现动脉内并不含血液，只有空气。这符合动脉运输"灵气"的说法，至于为何他在解剖动脉时没发现血块，这点并不清楚，有可能是凝血块被洗掉了。

与希罗菲卢斯同时代的另一位解剖家埃拉西斯特拉图斯（Erasistratus）赞同希罗菲卢斯的看法，认为动脉内是空气，而静脉内是血液。他进一步提出血液是在肝脏内由食物制造出来的。如果说动脉内只含空气，为何受伤时血液会从动脉里喷流出来？他的说法是动脉与静脉有连接处，一旦动脉受伤破裂，静脉的血会经由连接处流入动脉。他的这个理论听起来颇顺，也被当时学者普遍接受，流传了将近500年。

罗马名医盖伦（Galen）在动物实验中观察到动脉内充满血液，因此反对埃拉西斯特拉图斯有关动脉只含空气的理论。他综合当时重要的理论提出动脉及静脉是两套完全分开的血管，动脉内含血液及气体，而静脉只含血液；动脉直属心，而静脉居于肝；静脉的血供给全身营养，而动脉供给全身"灵气"。

这个理论后来被证明是错误的，但因当时盖伦的名气而被大众广为接受，视为经典，流传1500多年，给当时的西方医学蒙上阴影，带来了不良的医学疗法如放血术。

中国古代对心血管的认知

中国自古便有心血管的观念。《黄帝内经》中对心血管已经有相当完整的记载。《黄帝内经》是本了不起的医学书籍，它涵盖基础医学、临床医学、药理及药物治疗。这本医书其实是借黄帝之名增加其权威性及知名度，但书写年代还不完全清楚，有可能是战国时期或是西汉。《黄帝内经》著作的时期与古罗马时期相当，而其对心血管的描述之丰富不在古罗马医学之下。

《黄帝内经》中对血管认知的中心观念是"心主身之血脉"（心脏主导全身血的运行及脉道的通畅）。心主导全身血脉运行，是仰赖于心阳心气，也可以说是生之于心火。希波克拉底（Hippocrates）的理论认为心火维持四体液平衡，保卫人体健康。亚里士多德认为心内存在生命之火，推动血液在血管中流动。火象征着动力、热能，也难怪中国及古希腊先哲们都引用心火作为血液流动的能源、生命的动力。

文艺复兴时期前后的医学进展

意大利文艺复兴给西方艺术文化带来崭新的思考及创作，文艺复兴也给医学带来了理性和科学化的注解。文艺复兴先驱者达·芬奇为了使他的绘画更生动有力，做了不少动物解剖，后来也做人的尸体解剖。他将观察到的内容以精细的绘画记录下来，在他的解剖绘画中，以心脏最突出。

他指出心脏的主要组成是肌肉，靠着肌肉收缩就能将血液由心脏送入大动脉。达·芬奇描述大动脉与心脏接触处有瓣膜控制血液单方向流动。他的这些观察推翻了盖伦的错误想法，对后世影响重大。

达·芬奇是一位空前绝后的博学者，他在艺术方面成就非凡。其最受欢迎的作品是目前存放在法国卢浮宫的《蒙娜丽莎》，每时每刻都有来自世界各地的人想看这幅画；另一幅《最后的晚餐》则悬挂在米兰的一座教堂，受人景仰。但艺术只是达·芬奇的诸多贡献之一，他在建筑、机械、解剖、外科等方面都有卓越的成就。

波斯有一本巨作《医典》（*Canon of Medicine*），这本书后来被翻译成拉丁文风行欧洲。对此背景不熟悉的人，还以为这本《医典》是欧洲人写的。

在这本经典著作中，提到了血管循环，尤其是肺循环，但概念是错误的。后来一位在大马士革的阿拉伯人，伊本·纳菲斯（Ibn Al-Nafis）熟读了《医典》，做了详细评论，还把这些评论写成专著《医典解剖学注》。

这本专著之所以流传后世，是因为书中描述了正确的肺循环概念。伊本·纳菲斯对错误的肺循环概念做出革命性的修正。在书中，他提出肺循环是由右心室将血液运输到肺部，然后由肺静脉将血液带入左心房。肺循环的主要功能是将由肺部吸入的氧气经由肺血管带到全身。

伊本·纳菲斯写这本书时才29岁，可以说是相当大胆也充满信心。伊本·纳菲斯16岁开始学医，早期在大马士革接受医学教育，由于表现优良，学成后被派去埃及开罗当御医。他一生中著作很多，但其中最有创新力的就是《肺循环》。他对肺循环之所以有特别见解，要归功于他很早就开始从事解剖及生理研究。但肺循环这个独特且重要的发现在当时并没有受到重视，可能是这个概念太新了，而且不符合当时的循环论，因此这个革命性的发现很快被遗忘了。

心血管及血液循环的种种怪论，一直到17世纪才被威廉·哈维以科学的方法打破。

第2节 科学化的血液循环论

欧洲的文艺复兴启发了人的自由思考，不仅对艺术绘画影响巨大，也促发了科学求真的精神。在这种大环境下，意大利学者兴起了解剖学风潮，其中以老牌顶尖的帕多瓦大学的解剖学最为兴盛。

后来，帕多瓦大学由威尼斯共和国接管。威尼斯重视文化教育，看重帕多瓦大学，从世界各地广揽教授，让帕多瓦大学自由发展，容忍自由思考与创新发挥。帕多瓦大学的医学，特别是解剖学，很快发展成为欧洲甚至全球之首，产生了大师级教授，也吸引了优秀的外国学生来进修。其中有一位学生来自英国，他学成后回英国，完成巨作《心血运动论》（*Exercitatio Anatomica de Motu Cordis et Sanguinis in Animalibus*），给世人带来崭新并正确的循环论。这位心血管循环医学的开山鼻祖就是前文提到的威廉·哈维。

血液循环医学的开端

16世纪末，威廉·哈维出生于英国东南角的肯特郡。他在剑桥大学接受通才教育，之后赴意大利帕多瓦大学攻读解剖学。获医学博士学位后，他回剑桥大学进修，又获剑桥医学博士，于伦敦任教多年，后来受聘为御医。他结合解剖学及生理学来研究血液循环，不赞同哲学及宗教观点对循环的论述。

17世纪的英国，医学并不发达，受欧洲内陆的理论影响颇大。当时古罗马医者盖伦倡导的两套血管论被视为经典，以放血术治病流行于世。在这种环境下，哈维除了看病，把大量时间放在生理解剖上，希望以实验结果推翻传统观念。

他以实验方法计算出心脏每分钟抽送的血液量，并测量出全身的血液体积。他的实验结果显示，血液是在一种密封的系统下循环，并不是像盖伦所说动脉及静脉的血是开放的，每次循环后便消耗掉。他提出人体血液循环方式：左心室将血液送入主动脉，然后流入中型动脉，再流入小动脉；小动脉的血液由小静脉收集后流入中静脉，由大静脉回流入右心室，再经肺循环回到左心室。整个循环滴水不漏。

他的循环蓝图奠定了现代循环系统的根基，被尊崇为医学科学历史上最重要的发现，其影响深远，贡献巨大。

但他的循环系统论发表后并没有马上被接受，反而受到不少攻击。

当时的医学家受传统观念影响，批评他的循环论不合自然逻辑。甚至有人问："若血液不被消耗，有什么用？为何要循环？"这些问题在当时颇受重视，因为大家并不了解血液的功用及血液中的奥秘。一旦明白了血液内含有许多活生生的细胞，还有功能特殊的蛋白分子及营养素，就会知道血液的珍贵，一滴都不可以浪费。

科学的新发现经常不被传统世俗观念接受，但最后还是真理胜出！哈维的循环论终于成为了解人体（动物体）最重要的知识。没有他的循环论，就无法了解人体运作的奇妙。但是，哈维的循环论并不完美，其中有些缺口。最重要的缺口是：小动脉的血液如何流入小静脉。针对这一疑问，哈维并没有给出令人满意的解释。半个世纪后，这个缺口才被一位意大利解剖学家填补，这位学者名叫马尔切罗·马尔比基（Marcello Malpighi）。

微血管的发现

马尔比基在意大利博洛尼亚大学获得医学及哲学博士学位后，留校任教，他专门以显微镜来观察并分析组织结构。在他敏锐的观察及思考下，发现了不少新的组织，其中一项是微血管（即毛细血管）。

他以动物为模型观察血管，发现了网状的微血管，于是提出动脉血液是汇入这些微血管，再由微血管流入静脉。后来的实验证明他是正确的。人体各个器官都有微血管网，这种微血管网主要是增加血液循环体积及血液量。这是相当实际的设计，方便氧气及二氧化碳的交换，也让血液中的营养成分可以迅速由微血管渗入组织。有些器官的微血管不是网状的，为了适应特殊的需求，微血管在肾脏形成球状以便过滤之用；而在脑部则形成屏障，以阻止血液中的毒物进入脑内。

血液由心脏泵入动脉之后，流速大、压力高，因此不用担心回流问题。但是静脉的血液流速慢，再加上地心引力，下肢血液会逆流。那么静脉血该如何避免逆流呢？解剖学家发现，静脉是利用瓣膜来防止血液逆流的。

早在1545年，巴黎的解剖学家发表有关静脉瓣膜的论文，几年后，意大利学者也观察到微血管。但他们的发现并没有受到重视。30多年后，意大利解剖大师法布里休斯（Hieronymus Fabricius）在显微镜下看到了静脉的瓣膜，才引起注意，但当时对静脉瓣膜的功能并不了解。

哈维是首位阐明静脉瓣功能的医学家，他指出静脉瓣的功用是避免静脉血液倒流，借此维持静脉的流速。静脉瓣在生理上对维持静脉单方向循环扮演着重要角色。一旦静脉瓣受损，患者下肢静脉血液逆行，会引起慢性水肿、炎症等麻烦。尽管哈维认为血液是在血管腔内川流不息，但他并不清楚血液内的成分及其功能，也不清楚血管的结构及活性。直到300年后，血液及血管的奥秘才逐渐被揭开。

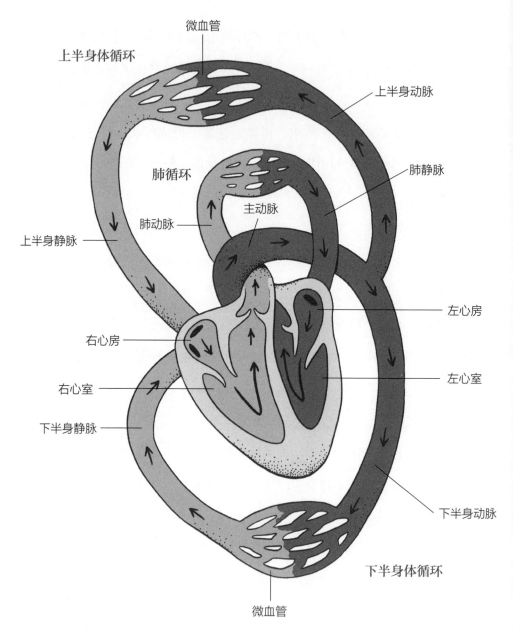

▲血液循环示意简图

第3节 血管不仅仅是运输血液的管道

哈维发现循环系统是医学历史的里程碑，他帮助人们消除了错误观念并提出新方向。但当时的人把血管当作是运输血液的管道，并不知道血管其实是活生生、具有多功能的人体器官。公元1880年，德国一位著名的病理学家发现血管腔包围着细胞，提出血管是有生命、有生理功能的。很可惜他敏锐正确的观察没受到重视，很快被遗忘了！

一直到将近100年后，才有研究报告确定血管是有生命的，而围绕血管内壁的单层内皮细胞具有重要功能。20世纪中期，在超清显微镜下发现内皮细胞一个紧接着一个，空隙很小。当时科学家便提出内皮细胞层具有屏障功能，不让管腔内循环的血液漏出去。

血管的屏障功能

人体的血管分为三大类。由心脏分支出来的血管叫动脉。心脏紧连主动脉，主动脉分支为中型动脉，再分支为小动脉，小动脉连接微血管。微血管形成网络，这些网状的微血管连接小静脉。几条小静脉流入中型静脉，中型静脉再连接大静脉而进入心脏。人体的血管很多，其长度约16万公里，可以绕地球两三圈。所有血管的表面都铺着一层内皮细胞。动脉的内皮细胞层及静脉的内皮细胞层都有细胞紧密排列，空隙很小。这层内皮细胞形成屏障，使血液不至流出血管外。这种功能对于血液循环、氧气及营养物质运输极其重要。

微血管的主要作用是让血液中的氧气及养分渗透到血管外，进入邻近细胞，然后把细胞释放出的二氧化碳及小分子化学废物引入血液，其内皮细胞层没有如动脉及静脉般规则排列。有的微血管内皮细胞层之间空隙很大，可以让血细胞通过，骨髓内的微血管内皮细胞便具有这种结构。

骨髓是制造血细胞的器官。血细胞造好后进入微血管，然后随静脉及动脉运行。有着大空隙的内皮细胞层方便让血细胞进入血管腔。跟骨髓内血管相反的是，脑部的血管屏障超级严谨，以此管制血液中的有害成分进入脑部。

血管壁的奇妙功能

要更进一步了解内皮细胞的功能，需要分离出内皮细胞做人工培养。许多实验室试着把分离出来的内皮细胞做人工培养，但都失败了，因为内皮细胞一旦离开血管就容易死亡，使用一般细胞培养液无法让其存活及繁殖。

20世纪70年代，美国有三个实验室（包括我任职的大学医学院的血液实验室）解决了人工培养的难题，用新型培养液成功地把动物及人的血管内皮细胞在培养皿中培养繁殖。培养成功的细胞可以用来做深入的生化研究。当时，我很高兴能够参与这项研究，有了培养出来的内皮细胞，的确可以做出以前无法进行的细胞分子生物学及生物化学实验。后续有许多实验室也加入这方面的研究，几年内便积累了许多宝贵资料，以阐明血管壁的神奇功能。在此举几个例子。

内皮细胞种入培养皿后，细胞继续生长繁殖，几天后形成一层鹅卵石般的表面，这些细胞一个一个紧密排列，空隙很小，就像血管的内皮细胞层。从实验结果中发现，内皮细胞之所以能维持紧密的排列，是依靠细胞之间几种连接蛋白互相作用并将细胞紧密排列在一起。这些连接蛋白的交互作用严密地管控血管腔内的血细胞、蛋白质、金属化学物质及其他小分子化学物质的进出。

血管腔内循环的血液含有多种细胞，如红细胞、血小板及白细胞。白细胞又分为淋巴细胞、单核细胞及粒细胞。正常状态下，这些细胞个体的移动不会互相凝聚，也不会黏附管壁，一旦人体受到感染，白细胞便会穿过血管进入受感染的组织。

　　早期人们并不明白白细胞是如何穿过血管的，但培养出内皮细胞后，通过实验便可以进一步探究其原理。原来人体在受到细菌感染后，白细胞会释放出化学因子，刺激内皮细胞向管腔的表面表达黏附因子。这些黏附因子与循环中的白细胞发生作用，黏附的白细胞便可穿过内皮细胞进入血管，再通过血管进入组织。没有感染时，内皮细胞不表达这些黏附因子，因此白细胞不会黏附于血管壁。

　　更神奇的是，这种细胞具有特殊代谢功能，可以制造其他细胞制造不出来的小分子化学物质。这些物质调控血管舒张及血流动力，让各种血细胞在循环中互不干扰，也不会黏附到血管壁。这些小分子化合物还会保护内皮细胞。

　　培养内皮细胞的研究进展深深地改变了人们对血管的看法。血管不仅是让心脏泵出的血液可以送往全身的管子，血管还具有生命！它使用各种精细的设计来保持血液循环的畅通，确保血液每分每秒都可顺利通过全身器官与组织细胞中。

　　另外，在动脉及静脉中有一层平滑肌细胞，这些细胞有内在的收缩及舒张功能，让血流得以维持正常速度及压力。动脉比静脉的平滑肌细胞多，因此收缩力强，血流速度快；微血管只有管壁一层内皮细胞，并且没有平滑肌细胞，因为不需要调节血流速度及压力。

　　平滑肌细胞对外在的刺激反应很快，常会因受到刺激而收缩。幸好有内皮细胞分泌几类小分子化学物质，维持动脉平滑肌细胞的舒张。一且内皮细胞功能失调，无法产生这些物质，小动脉就会长期处于收缩状况，导致血流减速及血压升高。

动脉及静脉的最外层有纤维原细胞，主要功能是制造胶原蛋白作为血管的支架，还制造弹性蛋白，分布于血管的内层及中层。弹性蛋白让血管具有弹性，使血管可以适应血液的压力，不致破裂。

微血管的特殊类型

微血管是网状的微细血管，分布全身，上接小动脉，下连小静脉。它口径很小，管壁也只有一层内皮细胞，没有平滑肌细胞或纤维原细胞。这种结构适合及时提供氧气及营养物给细胞，还能携带二氧化碳及代谢废物通过肺部及肾脏代谢后再排出体外。人体内的微血管网结构很相似，但有些特殊功能的微血管则不大相同。

肾脏内的微血管不是网状而是球状，叫"肾小球"。

在医学历史上，首次发现肾脏有这类微血管的人是17世纪意大利的解剖学家马尔比基教授。在他的一本专著中，有一章关于解剖肾组织的描述，其中有详细的球状体报告。当时对肾小球的详细结构及功能还不清楚，直到100多年后，19世纪英国的威廉·鲍曼（William Bowman）才解开了肾小球微血管的结构，并且发现肾小球微血管和肾小管的密切关系。

每一个肾小球有二十几条微血管，这些微血管的内皮细胞间有空隙，这种结构有利于血中物质的通过。但是内皮细胞底层的基底膜不让蛋白质通过。经由微血管排出的代谢物及金属离子直接进入肾小管通道而由尿液排出体外。总体而言，肾小球微血管的特殊结构可以将废物很有效地由血液排入尿液，最终排出体外。

肝脏内的微血管也很特殊，是窦状的，即内皮细胞间有大空洞，没有基底膜隔开，血中物质可以无阻碍地通过微血管壁进入血管外的空间，然后进入肝细胞。肝脏微血管除了内皮细胞外，还附着库普弗细胞。库普弗细胞是一种大巨噬细胞，主要吞噬血中的大分子废物、细菌、损坏的血细胞等。肝脏微血管的内皮细胞和一般微血管的内皮细胞也不同，它们能吞噬分子质量较小的损害物，同时调控肝脏血管的血管张力。

那么为何肝脏微血管的这两种细胞（内皮细胞及库普弗细胞）都具有吞噬血中物质的功能呢？主要原因是肝动脉及门静脉内的血液都流入微血管，肝动脉的血液富含氧，而门静脉则连接胃肠、胰脏等器官内静脉。这些器官产生的废物以及由各种食物代谢物，由静脉流入门静脉，再流入微血管。为了清除由门静脉来的各种废物杂质，微血管才装备了这两类特殊细胞执行清理工作。这种功能实在神奇，令人惊叹！

脑部的微血管也非常奇特。脑是全身最精巧脆弱的器官，整个脑有颅骨保护，为了避免血液中部分物质对脑产生伤害，脑的微血管和脑中的星形胶质细胞形成屏障，严控进入脑部的物质。这个屏障叫作血脑屏障。血脑屏障允许氧及水分进入脑部，也通过特别机制管控葡萄糖进入脑内供能。

19世纪末期，德国有研究者对血脑屏障感到好奇。他将几种染料注入动物体内，检测各器官及脑的染色状况。各器官都染了色，唯独脑没有染色。20世纪初，另一位德国研究者将对脑有作用的化学物质打入动物血液，发现其对脑的功能没有影响，但是把药物直接打入脑脊液，脑的功能很快就出现变化。他认为他注入的化学物质无法由血液进入脑，于是把这个现象称为血脑屏障。

后来，有研究者将蓝色生物染料打入血液中，发现脑不会呈现蓝色，但将这个染料直接打入脑室中，整个脑会变得深蓝。这一实验结果支持了血脑屏障的观念。

脑的微血管是如何形成血脑屏障的呢？当时无法找到答案，50多年后，人们才在电子显微镜下找到原因。微血管的内皮细胞与脑中星形胶质细胞连接，形成了密封的闸门，只允许适量水分进出。葡萄糖无法随意通过这个管道进入脑部，必须和特别的受体结合才能进入。血脑屏障的目的就是不让血液中的有毒物质或病菌进入脑部，造成脑部损伤。

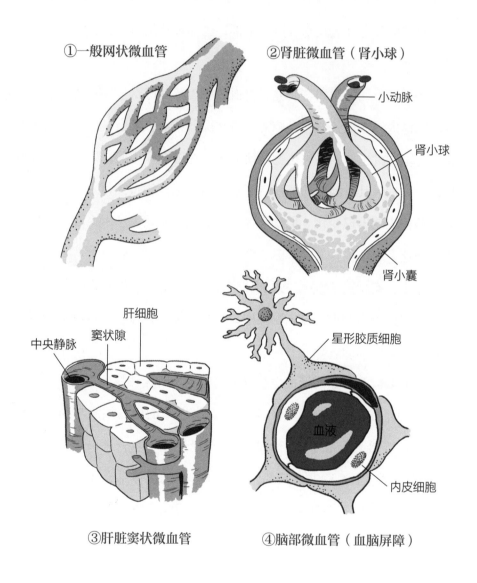

①一般网状微血管

②肾脏微血管（肾小球）

小动脉

肾小球

肾小囊

肝细胞

窦状隙

中央静脉

星形胶质细胞

血液

内皮细胞

③肝脏窦状微血管

④脑部微血管（血脑屏障）

▲微血管的不同形态示意简图

交换气体的血管

人体有两套循环系统，一套运输氧气及营养物质到各器官，叫作"主循环"或"体循环"；另一套专注于补给氧气，释放二氧化碳，因为这套循环必须进出肺部，因此叫作"肺循环"。

肺循环分为肺动脉及肺静脉，其结构与主循环的动脉及静脉没有太大差别。有趣的是，肺动脉比较像主循环的静脉，血中含氧量低，而肺静脉像主循环的动脉，血液中已经补足氧气，含氧量高。

第4节　血管内流着红色液体

鲜红色的血在人类历史上占有相当重要的分量。当人看到鲜红色的血由伤口喷涌而出时，心里会充满恐惧及忧虑。鲜红血液给哲学家带来许多想象空间，将其当作"灵气"之所在，当作生命的要素。

血也给人类社会带来各种成语及俗语。以血来描述亲情（血浓于水）、友情（歃血为盟）、青春（血气方刚）、哀痛（杜鹃啼血）、忠诚（碧血丹心）、激情（热血沸腾）的成语非常多。鲜血代表的是刚烈、忠勇、战争，但很少用来描写喜爱或爱情，主要是红色的血太令人敬畏了。

几百年来科学家一直探索着一个很基本的问题：为何在血管内循环的液体是红色的？一直到20世纪中期，这个问题才得到解答。血的红色来自红细胞内携带氧气的血红蛋白。血红蛋白让红细胞呈现红色，也将血"染成红色"。

血的红色来自血红蛋白

在动脉内循环的血是红色的，在静脉内也一样。一度有种说法是皮肤表面的静脉看起来是蓝色的，所以静脉血是蓝色的。但是从皮肤表面静脉中抽取出来的血液还是红色的！皮肤静脉之所以呈现蓝色，是因为光线反射之故。

红细胞是血液中数量最多的细胞，密度很高，因此17世纪几位对显微镜有专长的观察家便观察到一滴血中含有许多红色半圆的个体。这些红色像球一般的东西就被称为红细胞。红细胞表面的膜结构很特别，可随意变形。红细胞内没有细胞核，因此不会繁殖再生，一旦进入血液，每个红细胞存活大约120天便死亡了。红细胞内最大的"住户"就是血红蛋白，也因为红色的血红蛋白使得整个红细胞呈现红色。

血红蛋白的生化性质到了20世纪前期才逐渐被解开。它是很复杂的蛋白质，除了球蛋白外，还含有血红素。血红素含铁，是红色的，这也使得血红蛋白呈现红色。20世纪40年代，血红蛋白的结构被解开，科学家对其生化功能有了进一步了解，它的主要功能就是运输氧气，这种运输功能非比寻常。血红蛋白必须具备内在的适应机制才能携氧及释氧。血红蛋白紧紧地把氧气黏住，通过微血管时，再迅速地释放氧气。从分子结构及功能研究上发现，血红蛋白具有很特殊的结构性能，当氧含量低时，血红蛋白呈现松散结构，一旦黏住氧气，结构收缩，就能将氧气紧紧嵌住，不让氧气随意离开。到了微血管时，结构又变得松散，氧气不再受限制，便从血红蛋白脱离，渗入周围细胞中。

简而言之，动脉循环的红细胞其血红蛋白呈现收缩结构，将氧气紧紧嵌住，而在静脉循环的红细胞其血红蛋白的结构是松散的。

血其实是会变色的。有的人吃了磺胺类或含硝酸类的药，会呼吸困难，抽血一看，血变成黑色了！这是因为药物会让血红蛋白内的铁离子氧化，从二价变为三价。含三价铁的血红蛋白失去了红色，变成可怕的黑色。黑色的血红蛋白无力携带氧气，而且还会让附近正常血红蛋白紧紧嵌住氧气不放，造成全身细胞缺氧。如果没有马上给予解药，会有生命危险。解药就是还原剂，能将血红蛋白中的铁离子还原回二价，黑色的血就能迅速恢复原来的鲜红色。

人体大出血时，血中红细胞的量很低，血红蛋白的量也大减，冲淡了血液的红色。这时氧气运输变得不足，器官得不到足够的氧气会产生急性病变。心脏会因为缺氧而加快血液输送，导致心跳加速，而脑部氧气不足会导致头晕甚至昏厥。

输血与血型

15世纪就有人尝试以输血救人，当时都是将动物的血输入人体。但用这种方法输血不但救不了人，还会引起严重的不良反应而危及生命。

19世纪初，一位英国妇产科医生看到一位即将生产的妇人子宫出血不止，濒临死亡。他紧急从这位妇人的丈夫身上抽血，将血直接注入妇人静脉，救活了这位妇人。可以想象他当时有多么兴奋。他继续使用输血方式救治出血的产妇，可惜并不是所有输血都有效，成功率只有50%。

20世纪初，有"血型之父"之称的卡尔·兰德斯坦纳（Karl Landsteiner）通过实验找出不成功的原因。他发现红细胞具有四种血型，即A、B、O及AB型。每个人的血细胞只表现一种血型。将B型人的血输入A型人体内，会产生很严重的反应，输入的B型红细胞会被溶解掉，不但补不了血，反而造成严重的溶血，最终导致死亡。输入同型的红细胞便很融洽，可以拯救生命。

后来人们发现，输同型血也会产生反应，这才发现红细胞上还有其他血型，如Rh、P、MN等。每个人的红细胞ABO血型可以通过测血得知，而输血前检测其他血型可使用交叉测验。有了这种血液测验方法，输血变得安全可靠，的确救了很多人的生命。

血红蛋白与人造血研究

血红蛋白越高，是否人的能量就越大，做起事越有力呢？事实刚好相反。有些疾病就是因为血红蛋白太高引起的。这种病的特征是脸色呈现褐色、血压高、头脑不清。验血时会发现血红蛋白超高，红细胞数量超过正常值，其原因是骨髓内的造血工厂制造了过多红细胞，也因此血红蛋白过高。血中的红细胞过高时，血液黏性高、流动慢，虽然每个红细胞充满了氧气，但运输得很慢，无法满足大脑需要，因此头脑不清。

很有趣的是，这一问题通过放血可以产生较好的疗效。但若是长期治疗就不能靠放血，而是要使用药物来抑制骨髓制造过多的红细胞。

过去有一段时间，有个很热门的研究是以血红蛋白为主的人造血。科学家们以猪的血红蛋白代替人的血（红细胞）。理论上相当不错，血红蛋白注入血液时会直接黏住氧气，而将其运输到各器官。但实际上，运输血红蛋白的状况则不尽如人意，一旦进入血液，血红蛋白不稳定，很快就被分解掉，而且迅速地由肾脏排到尿液中。那时大家才知道红细胞的重要性，红细胞中的血红蛋白被很好地保护着。后来科学家想用材料工程技术制造类似红细胞的膜，将血红蛋白包起来。总之，经历了不同尝试都没有成功。到了诱导性多能干细胞发明之后，才对人造血有了较大帮助。

诱导性多能干细胞，简称iPSC，是一种用基因工程将已经分化的细胞，如纤维原细胞或血中单核细胞转变为像胚胎干细胞这样的干细胞，然后用生化方法将干细胞分化为红细胞。已经有实验室走完整个程序，能制造出可携带氧气的红细胞。下一步就是量产，并且确定红细胞上表达的血型。

人造血含有的血红蛋白与自然的血红蛋白并没有差异。期待有一天可以制造大量的人造血存于血库，以备不时之需！

第**2**章

动脉硬化
及血栓

——心血管疾病的元凶

●

血管钙化自古有之

血管的硬化

"炸药原料"解除心绞痛

急性心肌梗死及缺血性脑卒中

天然抗血栓药：水蛭与肝素

灭鼠药变成老牌抗血栓药

　　动脉硬化是一种慢性动脉病变，可以说是心血管疾病的根基。没有动脉硬化，便不会产生冠心病或缺血性脑卒中。血管硬化通常被认为是现代人特有的"文明病"，但没想到的是，在3000多年前的木乃伊中已经发现有动脉钙化现象了。

　　动脉钙化是动脉硬化的特征，由此可见，动脉硬化是人类的古老疾病。

　　动脉硬化本身不会引起严重的动脉堵塞，不致引发心肌梗死或缺血性脑卒中。但硬化斑块破裂，血栓迅速形成时就会很快堵塞血管，阻碍血流，便会产生上述疾病。这些疾病的杀伤力很大，是全球头号生命杀手。

　　急性心肌梗死及缺血性脑卒中的治疗，是以去除及减轻血栓为目标，主要以两类抗血栓药为主，即肝素和华法林，其中还有一段相当有趣及不寻常的历史。

　　21世纪，新一类有直接抗凝血作用的口服药将会取代华法林。抗凝血的相关研究也会有新的进展。

第1节 血管钙化自古有之

心肌梗死被认为是20世纪新兴的疾病。20世纪初才确定了心肌梗死的存在，却在数十年后成为慢性流行病。社会的变迁、生活习惯的改变、工作压力等因素让心肌梗死成为全球最凶恶的病魔和杀手。

20世纪中期，确定心肌梗死的原因是心脏动脉硬化，而动脉硬化也被认为是20世纪的病变，这与社会及职业的变迁有密切关联，是所谓文明社会的产物。

当所有矛头都指向现代人追求美食、缺乏运动、纵容坏习惯为心血管疾病的主凶时，21世纪初的一项研究报告却向这个所谓的"文明病"发起挑战，让医学界对血管硬化及心肌梗死是20世纪之后才出现的文明病这一判断打了一个很大的问号。

木乃伊也有血管钙化

心血管影像专家每年都会聚集于盛大的国际年会上，报告新的学术发现及新技术。21世纪初的国际年会在荷兰的阿姆斯特丹举办。会中，兰德尔·汤普森（Randall Thompson）博士将他与国际伙伴合作发现的有关木乃伊的影像结果做了报告。该报告是惊人的。

木乃伊是保存完整的尸体，汤普森利用这个特性，以新颖的影像技术检查木乃伊的动脉硬化。晚期动脉硬化常会有钙化现象，而钙化可用影像技术检查出来。他与国际合作伙伴使用CT探索埃及博物馆的木乃伊，在76具木乃伊中，有29具（占38%）检查出血管钙化！

这个团队更进一步对世界其他地域收藏的木乃伊做电脑断层扫描，在秘鲁、美国西南部及阿留申群岛的61具木乃伊中检查出血管钙化的有23具（约38%）。报告显示动脉硬化在那个时期已经普遍存在！

CT扫描根据血管钙化来诊断血管硬化，无法看到血管硬化的整体变化。其实早在160年前，就有生理学家约翰·尼波默克·切尔马克（Johann Nepomuk Czermack）解剖木乃伊，用显微镜观察后发现其胸腔大动脉上有相当大的钙化斑块。

切尔马克的报告当时没有引起学术界重视，很快就被遗忘了。半个世纪后，开罗大学解剖学家格拉夫顿·埃利奥特·史密斯（Grafton Elliot Smith）解剖了埃及法老麦伦普塔（Merneptah）的尸体，在显微镜下发现其大动脉上有粥样硬化，并含有钙化斑块。

血管钙化是晚期血管硬化的征象。血管硬化病变出现钙化后，很容易引发心脏病。由木乃伊中检查出的钙化，几乎可以确定在3000多年前血管硬化已盛行于埃及，血管硬化及心脏病并不是现代人才有的疾病！

古埃及人血管硬化的可能原因

现代我们对血管硬化及心脏病发作的了解，会认为是起因于人类社会工业化造成的生活紧张、吸烟、饮酒量增加，以及运动及活动量减少。由于经济发展，让大众偏向高脂肪、高糖、高盐的饮食，同时了加强味道用了不少食品添加剂，这些因素对血管造成伤害让血管发炎，长期如此容易诱发硬化病变。可是3000多年前的埃及人，生活习惯应该比较简单，食物方面可能没有那么精致，高糖、高盐、高脂肪的食物应该较少。既然这些风险因子在当时并不多见，为何血管钙化却那么常见？

科学家很想了解其中奥秘，但也只能猜测，尚未找到实证。有一种猜测是，木乃伊通常是贵族阶层的遗体，并不能代表普通大众；而富裕的人，特别是皇亲贵族，他们或许比较缺乏运动，而且食物应该不乏肥甘，因此较易出现血管硬化。另一种猜测是，古埃及人的血管硬化风险因子和现代人不同，有可能是受到细菌、病毒或其他微生物感染，这些才是重要的风险因子。

上述猜测虽然有些道理，但和实际情况仍有出入，因为我们对3000多年前的埃及人的生活方式及食物并不了解。

　　使用现代精准影像技术检查几千年前古人的血管硬化，是相当有趣的事。假使我们身处3000多年前的埃及社会，对血管硬化应该也是一无所知。血管硬化是几千年后才被病理学家发现的。通过几十年的研究成果，才让我们了解到血管硬化是由于内皮细胞受到伤害引起的慢性炎症病变，而内皮细胞的伤害竟然是人为的！

第2节　血管的硬化

　　人类正常的动脉内壁表面光滑，而且呈现健康的粉红色。15世纪意大利文艺复兴时期，艺术家们为了使雕刻及绘画逼真，做了许多动物解剖，也对人的尸体做解剖。多才的达·芬奇在做尸体解剖时发现，年长者尸体的血管壁较厚。这些描述表现出他敏锐的观察力，却没有影响到医学。

　　在18世纪的英国，有位充满好奇心且观察力敏锐的爱德华·詹纳（Edward Jenner）医生，他在探索心绞痛的病因时做了尸体解剖，发现死于心绞痛（事实上是心肌梗死）者动脉上有斑块，而斑块内含肉状物质，并且有些部分已经钙化。詹纳的解剖报告将血管硬化描述得淋漓尽致，成为后代病理学的典范。詹纳也是举世闻名的疫苗始祖，在心血管方面同样做出了很大贡献。

血管粥样硬化的三大成因

19世纪，病理学成为一个系统化的医学专科，当时是通过尸体解剖探讨疾病的原理（简称病理）。病理学兴起后，病理学家经常观察到动脉表面的斑块以及斑块内的粥样物质，并对斑块的产生兴趣很大。当时病理学家纷纷提出有趣的理论，其中以德国柏林大学的鲁道夫·魏尔肖（Rudolf Virchow）的理论最受关注。

魏尔肖提出的理论是动脉粥样斑块是炎症引起的。维也纳大学的病理学家卡尔·冯·罗基坦斯基（Carl von Rokitansky）挑战了这个理论，提出动脉硬化是由血管壁受损引起的，炎症是血管受损的反应，而不是主因。这两位病理学家的争论是当时的盛事，后来还是具有权威的魏尔肖理论压倒了罗氏理论。

到了20世纪中期，科学家才发现血管硬化是由于血管壁内皮细胞层受损所引起的，但炎症反应是促进粥样斑块生长的主力。管壁受损、炎症反应及脂肪沉积是血管粥样硬化的三大要素。

严格来说，罗氏的观点较正确，因为若能避开管壁内皮细胞的伤害，便不会有炎症反应及脂肪沉积，血管硬化就不会产生了。

胆固醇与血管硬化

血管壁的伤害因子不少，细菌毒素、化学物质及炎症都有可能伤害管壁的内皮细胞。但最重要的是胆固醇，这就与食物有密切关系了。

把胆固醇和血管硬化关联在一起的是一位德国化学家。19世纪的德国，分析化学领域很强，对生物样本中的化学成分存有强烈的好奇心。他们对粥样物质的化学成分很感兴趣，于是取得粥样硬化样本做了详细分析，结果发现其中以胆固醇成分最为显著。

这个发现对化学家而言没有太大意义，但是对俄国莫斯科的一位病理学家来说是莫大的启发。

他喂实验室的兔子高胆固醇的食物，几星期后，兔子的大动脉已经含有粥样硬化斑块，而食用一般食物的兔子其大动脉就没有变化。这个动物实验成为经典研究，也是最常被用来研究动脉硬化的动物模型。食用高胆固醇食物的兔子，血中的胆固醇含量增高，但是高胆固醇为何与血管硬化有关呢？当时仍不清楚。

胆固醇是人体必需的，它是细胞膜的重要成分，也是制造激素及胆汁酸的原料。给兔子吃高胆固醇食物，居然会造成血管硬化。其中一个可能性是，胆固醇还有其他效应。

胆固醇与血中脂蛋白密度

生化研究结果显示，人体内胆固醇的制造及代谢过程相当复杂，而血中胆固醇更是错综复杂。详细分析后，发现血中胆固醇并不是"自由行"，而是依附在脂蛋白上。

血中脂蛋白的种类不少，以其密度分析，发现有的脂蛋白密度高，叫作高密度脂蛋白（HDL），而有的脂蛋白密度低，称为低密度脂蛋白（LDL），其中都含有胆固醇。

临床及流行病学研究发现，血中低密度脂蛋白胆固醇（LDL-C）高的人，容易得冠心病。这些初期研究告诉大家的是LDL-C含量与冠心病有关，但其因果关系仍不清楚。

有一种遗传病叫作家族性高胆固醇血症，在20世纪30年代的挪威首次被诊断出来。这种疾病表现为眼睛及皮肤脂质沉积，以及年轻时（40岁以下）就会得冠心病。后来发现这些患者血中胆固醇含量超高，大部分是由于LDL-C很高所致。这种遗传病为科学家带来了了解高胆固醇及冠心病因果关系的机会。

在得克萨斯州达拉斯市设立了一所新的医学院，聘请了几位杰出的医生及科学家。其中两位合作研究家族性高胆固醇血症。这两位中有一位是名医生，名叫迈克尔·布朗（Michael Brown，在此称为布氏），另一位是生化专家，名叫约瑟夫·戈尔茨坦（Joseph Goldstein，称为戈氏）。布氏和戈氏合作的重点是探索为何这个家族性疾病的LDL-C会那么高，布氏也希望能研发出有效的治疗方法。他们的合作成果突出，可以说是擦出巨大火花照亮了医学界，也为患者带来医治的福音。

他们发现血中LDL-C超高，是因为肝细胞上的LDL受体基因突变，功能失调，变得无法黏附LDL并将其清除。其实当时并不知道肝细胞上有受体能将血中LDL吞入细胞内分解。LDL受体是布氏及戈氏发现的，他们将这个受体纯化，并揭开其基因结构。他们在LDL受体研究上的贡献举世无双，并且不限于这个受体的基础研究，还将其应用在解开家族性高胆固醇血症的谜团，并研发出有效的治疗方法。

他们利用当时的医疗器械把血中LDL拿掉，果然降低了血中LDL-C，并且减少眼睛、皮肤的脂质沉积。不过，用机器除掉血中的LDL-C可以救急，却无法长期降低LDL-C。长期控制还是需要依靠有效的药物治疗。

控制胆固醇的药物研究

新药的研发常常依赖基础医学的新发现。当时有些实验室在研究血中胆固醇的来源。一般人认为血中胆固醇主要来自食物，但深入研究发现70%～80%的胆固醇是在肝脏制造，只有20%～30%来自食物。生化学家研究肝脏制造胆固醇的机制时，发现胆固醇的制造过程很复杂，是靠一群酶的作用，其中最关键的叫作HMG-CoA还原酶。如果抑制这个酶，胆固醇的制造几乎归零，血中胆固醇量也会大减。

这个基础研究结果对新药的研发贡献很大，HMG-CoA还原酶成为很有价值的标的。日本及美国制药公司以此为标的，筛选土壤中霉菌分泌出的小分子化学物质。这两个天南地北的实验室居然筛选出同一种能抑制还原酶的小分子化学物质，就是他汀类药物的始祖。

很巧的是，布氏及戈氏也在极力寻找可治疗家族性高胆固醇血症的药物。他们得知默克公司已经研发出一种药可抑制HMG-CoA还原酶，于是向默克公司要了一些药做临床试验。默克公司正在规划证明他汀类降胆固醇的临床试验，因此乐意提供。于是两位教授将新药用于家族性高胆固醇血症患者的治疗。这个药果然能有效地降低血胆固醇，并且减少眼睛及皮肤的脂质斑。这是相当令人兴奋的人体试验结果，给家族性高胆固醇血症患者带来希望！

这个小型临床试验的良好结果，也让默克公司有动机进行较大规模的人体试验。当时学界已经确定正常人的血中坏胆固醇（即LDL-C）量高时，心血管疾病风险增高。临床试验的目的是要测试这个药是否可以降低血中坏胆固醇含量，并且降低心血管疾病风险。通过人体试验，结果确认他汀类药物可以降低胆固醇及降低患心血管疾病的风险。这个人体试验也带来另一条宝贵的信息：坏胆固醇过高时，会加速血管硬化，并且引发心血管疾病。

坏胆固醇造成血管硬化

坏胆固醇究竟是如何引起血管硬化的呢？一个普遍被接受的理论是，含有坏胆固醇的脂蛋白氧化后，会伤害内皮细胞，使内皮细胞变为促进炎症形成的细胞。受到坏胆固醇伤害的细胞表面表达白细胞黏附分子。血中的单核细胞及淋巴细胞黏附内皮细胞后，趁机穿过血管内壁进入血管壁中，引起慢性炎症。

这种慢性炎症如火燃烧一般加速粥样斑块的形成，还使斑块容易破裂。单核细胞还会变成巨噬细胞把LDL-C吞噬掉。许多巨噬细胞内含LDL-C，犹如泡沫，因此这类巨噬细胞被称为"泡沫细胞"。早期的动脉硬化充满泡沫细胞，形成脂肪斑纹。

内皮细胞的损害及白细胞的入侵惊动了住在血管中层的平滑肌细胞，这些细胞加速移动到内层增生并释放出炎症因子及胶原，本意是要修补血管内层，结果增大了硬化斑块。

血管硬化是慢性的，从最早期脂肪斑纹到大斑块形成，需花费很长时间，大约20年。这些变化还可以逆转。风险因子去除或减轻后，会使硬化进展减慢甚至终止。因此，硬化病变"机动性"很强，是可以因环境变化而加速或减慢脚步的。如果青少年时期就已经有风险因子，硬化会提早发生，并且会迅速发展，结果不到中年就可能患心肌梗死。

从粥样斑块到钙化

粥样斑块发展到一定程度即开始出现钙化。血管钙化的现象早有记录，但早期认为是一种自然退化现象，不太受重视。最近医学界才发现钙化不是被动的，而是主动的，而且钙化时，斑块上的帽状膜变薄，变得脆弱易裂，因此患冠心病的风险增高。这也使得动脉硬化中的钙化越来越受到关注。

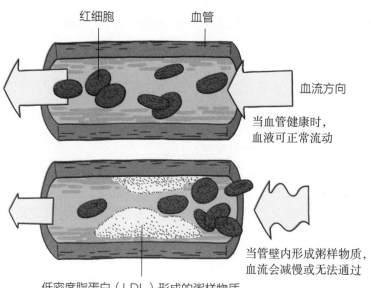

红细胞　　血管

血流方向

当血管健康时，
血液可正常流动

当管壁内形成粥样物质，
血流会减慢或无法通过

低密度脂蛋白（LDL）形成的粥样物质

▲血管粥样硬化进程示意图

起先科学家以为钙化物是钙沉积在发炎的结缔组织上，最近的研究则有了惊人发现。血管的钙化和骨骼的制造是同一生化过程。骨骼的制造是靠成骨细胞逐步钙化而来。没想到动脉斑块内也是靠着类似成骨细胞的细胞产生钙化。

动脉内并没有真正的成骨细胞，那怎么能产生钙化呢？最近研究发现粥样斑块内类似成骨细胞的细胞来自平滑肌细胞。平滑肌细胞受粥样物质中的脂蛋白刺激，会转变成类似软骨细胞的细胞，同时开始钙化，最后形成钙化沉淀物。钙化物在X射线照射下呈白色，因此容易被观察到。木乃伊的血管钙化就是利用这个特征被发现的。

血管硬化并不会完全堵塞动脉。它就像一座火山，等到时机成熟就会裂开，从而引起爆发。在血管内引起爆发的是以血小板为主的血栓。血栓快速形成，堵住动脉而产生心脏或脑部的急性缺血发作。

血管硬化不会直接产生器官损伤，却是心脏及脑部被破坏的根源。避开了血管硬化，就可免去心脏病或脑卒中这类令人胆战心惊的病症。

动脉硬化引发疾病

将血液由主动脉运输到心脏的动脉，外形如冠冕花环般包覆住心脏，因此称为冠状动脉。冠状动脉容易发生硬化。当血管硬化相当严重时，会以心绞痛的方式发出警告，更严重时就会堵塞动脉而引发心肌梗死。心绞痛及心肌梗死都是冠状动脉硬化引起的，因此统称为冠状动脉粥样硬化性心脏病，简称冠心病。冠心病是全球生命头号杀手。幸好，过去几十年的流行病学研究已指出一条预防动脉硬化及冠心病的明路。只要有规律的预防，冠心病是可以避免的。

动脉硬化引起的异常除了冠心病和脑卒中，还有间歇性跛行。这是由于运输血液给下肢的股动脉产生了严重硬化，使血流受阻所致。股动脉硬化是常见问题，许多高龄者都有这种毛病，尤其是糖尿病患者中特别多。

股动脉硬化粥样斑块长得很大时，血流通过之处变得狭窄。平常状态下需要的氧气量不大，因此没有什么问题，但是当走路距离较长时，血流缓慢，供给的氧气不足，下肢肌肉缺氧就会产生剧痛，走不动，此时坐下来休息一会儿，疼痛感就缓解或消失了。这种因走路引起的痛就叫作间歇性跛行。

当粥样斑块越长越大，血流越慢，能够行走的距离就越短。到最

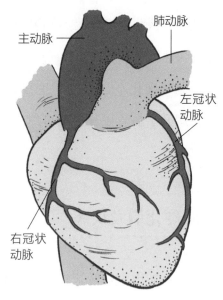

▲冠状动脉位置示意简图

后，斑块严重影响血流时，便会连半步都走不了。缺血严重时，下肢皮肤容易破损产生溃疡，溃疡很容易受细菌感染，变得相当痛苦而又难以处理。

在医学历史上，记载间歇性跛行的时间不算长。临床上有详细记载的是150多年前的巴黎医生夏柯（Charcot）教授。夏柯的临床记录非常详细，给后代留下很好的医学资料。但当时大家不知道血管硬化的致病原理，他对此给了个有趣的理论。他认为间歇性跛行是因为动脉发生痉挛使管腔缩小、血流滞缓。这个理论当时颇受欢迎，被广为接受，成为19世纪医学上的经典。

夏柯的动脉痉挛理论到了20世纪中期才被推翻。原来股动脉及掌管心脏循环的冠状动脉和脑循环的内颈动脉都属于中型动脉，容易产生粥样斑块。股动脉的粥样斑块也是逐渐生长，二三十年后才会长大到堵塞血流的程度。跟冠状动脉及内颈动脉有所不同的是，股动脉较少产生急性血栓让管腔完全堵塞，或是让血流完全停止，因此不会像心脏病发作那样，急性下肢肌肉坏死是很少见的。

股动脉硬化引起的跛行，治疗方式起初是根据血管痉挛理论尝试以药物解除痉挛，但都不成功。后来试用血管舒张药物，效果仍不佳。其中一种药物来自人体，是前列腺素的一种，即PGI_2。这类前列腺素除了抑制血小板凝聚，还有舒张血管的作用。临床试验结果显示效果不大，而且还有降低血压的不良反应。股动脉硬化引起严重跛行时，可以通过手术装置支架让血液流通。支架的原理和冠状动脉及内颈动脉的支架原理相似，手术方式也大同小异。

战胜跛行的最佳策略是预防！需减小血管硬化的风险，如戒烟、经常且持续的运动、健康饮食及控制"三高"。积极治疗糖尿病更重要。一旦血管硬化风险降低，跛行及坏疽的发生率就会大减。

第3节　"炸药原料"解除心绞痛

古代医书曾记载一种如重石压胸般的胸部疼痛症状，这种疼痛让患者冒冷汗，对这种胸痛产生恐慌和濒死感。18世纪，英国医生威廉·赫伯登（William Heberden）对这种胸痛做过详细的临床检查，并且系统地整理成文。他将这类胸痛称为"心绞痛"，这个病名沿用至今。

心绞痛的原因与有效药物的发现

赫伯登认为这属于胸部痉挛的问题，他发表的文章引起附近医生的注意，这种胸痛成为他们在学会上相聚时的热门话题。他们对这种胸痛的原因及来源很感兴趣，提出不同理论。发明牛痘疫苗的詹纳医生也经常参加聚会，想知道这种胸痛的原因。

有一次，一位心绞痛患者去世，詹纳医生有机会做尸体解剖，发现患者的冠状动脉内含肉状物质，有些部位呈现钙化。他因此提出心绞痛是冠状动脉病变引起心功能不良造成的。詹纳的发现将心绞痛与血管病变联系在一起，这是很重要的贡献，也为心绞痛的治疗开辟出一条新路。学者们纷纷提出是因为冠状动脉病变引起循环不良、动脉痉挛或是刺激胸部神经引发胸痛，并且朝这些方向寻找止痛药物。没想到后来找到的药居然是一种炸药原料——硝酸甘油。

当时已有人发现亚硝酸可以增强心功能，并且能降低其张力。英国的一位医生深信心绞痛是来自动脉痉挛，既然亚硝酸具有强心并舒张血管的作用，何不给心绞痛患者试用看看？

患者试用后，胸痛稍微减轻。当时还有人不小心尝到了炸药的原料，头痛居然减轻了。于是医生给心绞痛患者试用炸药粉，胸痛消失了，恐惧感也消除了，看来硝酸甘油的效果比亚硝酸好得多。这个消息传至英伦三岛，炸药原料很快就成为去除心绞痛的良药，后来传至世界各地。硝酸甘油在21世纪的今日，仍是解除心绞痛不可缺少的灵药。心绞痛患者都随身携带着这种药，以防万一。一旦心绞痛发作，在舌下含服一片硝酸甘油，便可消除这种给生命带来危机的绞痛。

硝酸甘油的作用

硝酸甘油是如何解除心绞痛的呢？这一直是个谜。一直到20世纪后期，才有人发现硝酸甘油进入人体后会被代谢而释放出一氧化氮。一氧化氮渗入血管中层的平滑肌细胞，经由一系列生化作用，使平滑肌放松，因此冠状动脉舒张，血流加快，因缺血、缺氧引起的胸痛得以解除。

大部分患者的心绞痛是在运动或情绪激动时引发的，最典型的是爬山时突然胸痛，停下来休息无法缓解，但含一片硝酸甘油就可以马上止痛。影视剧中经常以心绞痛做素材，比方说中年人因为生计压力或是与家中儿女不和睦，就会出现胸痛，看起来痛苦万分，并求家人帮他拿硝酸甘油服用。

冠状动脉硬化时，因运动紧张或情绪激动引起动脉收缩，顿时让血流受阻、心肌缺氧，就会引发心绞痛。含服硝酸甘油后会释放一氧化氮，使动脉平滑肌放松，解除血管收缩，使血流恢复正常。这类型心绞痛叫作"稳定型心绞痛"。虽然使用硝酸甘油能马上去除胸痛，但心绞痛长期存在，得心肌梗死的风险更高，因此有时需要做冠状动脉支架手术，维持血流顺畅。

另一类心绞痛不是因运动或精神紧张引起的，而是休息时就会发生，这类型叫作"不稳定型心绞痛"。不稳定型心绞痛已是心肌梗死的前期表现，要尽快治疗。

心绞痛在医书上出现时，还没有"心肌梗死"这个病名。当时人们并不知道心绞痛与心肌梗死都是因为动脉硬化，也不明白心绞痛与心肌梗死之间的密切关系。心绞痛严重时，便会引起心肌梗死。

第4节　急性心肌梗死及缺血性脑卒中

　　心肌梗死，就是俗称的"心脏病"，是现代很普遍而严重的疾病。心肌梗死指的是运输血液到心脏的冠状动脉因硬化及血栓受阻塞，心肌细胞得不到氧而坏死。患者大多数是中年人，长期处于紧张的生活及工作状态。

　　一旦心肌梗死突然发生，不但会带来个人的病痛及家庭的哀伤，对社会也有相当大的冲击。令人不解的是，19世纪并没有"心肌梗死"这个诊断，当时的人并不知道有心肌梗死这种疾病。

心肌梗死的医学发现

　　20世纪初，美国芝加哥的一位内科医生詹姆斯·赫里克（James Harrick）首次确定心肌梗死的临床诊断，提出冠状动脉堵塞的证据。他利用刚发明的心电图诊断心肌梗死，心电图会呈现不正常的特殊心电波。心电图至今仍是诊断心肌梗死的必要工具。

赫里克教授的临床描述及心电图的诊断使得诊断心肌梗死变得容易而准确。

到了20世纪中期，心肌梗死在欧美国家相当普遍。

随着生活习惯及饮食方式的改变，我国心肌梗死发生率及死亡率逐年增加。心肌梗死已成为全球最严重的疾病之一。

20世纪60年代，随着X射线影像技术的进步，可以观察到冠状动脉的堵塞。经由尸体解剖研究可证明心肌梗死患者的冠状动脉有严重的硬化斑块，这些粥样斑块上盖着帽状膜而且斑块帽状膜破裂处有大块血栓。帽状膜由纤维组织组成，其中还有平滑肌细胞及巨噬细胞。巨噬细胞的一个任务是清除帽状膜附近坏死的细胞。一旦炎症反应过激，巨噬细胞清扫工作变迟钝，满地尸体，就会引起更严重的炎症。这会使帽状膜变薄，而且容易破裂。膜内的胶原及细胞因子跟血液中的血小板及凝血因子反应，产生血栓。当帽状膜厚而坚固时，引起血栓的物质藏于膜内，不见血中的血栓分子。一旦膜破裂，这些物质迅速刺激血小板，引起血小板凝聚，形成小血栓。而且凝血因子的一连串化学反应产生纤维，将血小板血栓固定。这一连串反应非常迅速，在很短的时间内血栓就会扩大到将管腔完全堵塞。血液一旦受阻，心肌细胞就会得不到氧气及营养物质而死亡，从而引发心肌梗死或缺血性脑卒中。

心肌梗死的处理

冠状动脉堵塞若没有快速打通，缺氧时间延长，除了心肌细胞死亡，还会增加炎症反应，产生纤维化并改变心脏结构，阻碍正常心功能，严重时会导致心力衰竭。心肌梗死后的心力衰竭是严重的心血管疾病之一。

为了保护心脏，急性心肌梗死患者到达医院时，要马上给予溶栓药及肝素（抗血栓剂），尽快把冠状动脉的血流打通，让心肌得到氧气。经过适当治疗，大部分患者的心功能可以恢复，但复发风险高，要继续使用药物预防复发。

最常用的药物是低剂量阿司匹林。阿司匹林不仅能治头痛，还有预防心肌梗死、脑卒中的作用。阿司匹林的预防功效在于它能抑制血小板凝聚。

血小板是动脉血栓的主角。它是血细胞的一种，是很不典型的细胞。在电子显微镜下观察血小板，可以看出血小板像一个小盘子或是小饼，没有细胞核。也难怪19世纪的病理学家在一般显微镜下看到这个小而扁的东西时，还以为它是白细胞死后的残骸。

血小板的作用

19世纪后期，生理学家及医学家才认定血小板是有功能的，是生理止血的主角。20世纪70年代后，利用电子显微镜及一种测量血小板凝聚的仪器，才逐步了解血小板的特征，肯定了血小板是具有特性的细胞。它没有细胞核，因此不能繁殖，一旦由骨髓制造进入血液循环后，便注定其一生的命运。它的一生只有单一任务——止血。参与止血工作时，血小板把细胞内的物质分泌到细胞外，就死亡了。因此，血小板被认为是具有高度使命感的牺牲细胞。

动脉粥样斑块膜破裂时，第一个黏附到裂缝的就是血小板。先是几个血小板黏附上去，很快一大群血小板也赶来参与。这些血小板凝聚形成一个不是很牢固的小栓子。血小板之所以能形成凝聚体，是靠血小板释放出的小分子化学物质，这些化学物质利用不同机制达到最后相同的目标：形成血栓。

血小板本身并不形成牢固的血栓，必须跟血中的凝血因子合作。血中有多种不同的凝血因子，粥样斑块膜破裂会启动凝血因子，产生一连串瀑布式的化学反应，最终产生纤维蛋白。纤维蛋白形成纤维网将血小板稳定住，形成牢固的血栓。

血小板产生血栓并非本意，但斑块膜破裂时释出的物质和血管破裂曝露的结缔组织相似，血小板无法区分，于是全力助长血栓。血小板被骗了！

阿司匹林的使用

阿司匹林是20世纪前期常被用到的消炎止痛药。但长期使用或大量使用就会引发不良反应，其中一个是出血。

有人使用阿司匹林后会鼻出血及皮肤出血，更严重的是手术时出血不止。阿司匹林造成的不良反应是因为抑制了血小板的凝聚。它是经由抑制血小板内的一种叫作COX-1的酶而起作用的，这个酶能帮助产生血栓素。血栓素是血小板凝聚的重要化学因子，阿司匹林引起出血就是因为抑制COX-1而降低了血小板凝聚，一旦小血管受伤破裂便会血流不止。

既然阿司匹林会抑制血小板凝聚，用来对抗血栓可能有功效。20世纪80年代的临床试验证明，阿司匹林的确能有效预防冠心病及脑卒中的复发。当时对阿司匹林的使用剂量产生了争议。有人主张使用一般成人用的阿司匹林剂量，有的则主张低剂量，近乎婴儿的剂量。研究结果发现，低剂量的效果不比成人剂量差，但不良反应较少。所谓的低剂量是指100毫克以下。得过心肌梗死或缺血性脑卒中的人，使用低剂量阿司匹林可以预防这些心血管疾病的复发。

除了服用低剂量阿司匹林，多运动、健康饮食、缓解压力及控制"三高"也是很重要的预防策略。另外就是将冠状动脉内较大的粥样斑块通过冠状动脉扩张术处理，以减少血管阻塞。

　　冠状动脉扩张术是使用球囊在冠状动脉内扩张，将硬化组织压平，增加血管口径。后来发明了支架，能更有效地去除斑块，维持管道开通及血流状态。放支架有个很大的不良反应就是血栓，支架会吸引血小板，引起血小板凝聚及血液凝血蛋白凝固，所以放入支架后要使用抗血小板药物，预防血栓形成。

　　支架是由合金材料制成，虽然所选用的合金材料与血液相容性高，但仍会发生血小板血栓。血小板血栓长到相当大时会堵塞管道，又将血流堵住。为了预防血栓，应该使用抗血小板药物。用来预防支架血栓的抗血小板药物有两种：阿司匹林和二磷酸腺苷（ADP）受体抑制剂。

　　血小板活化之后，不仅会产生血栓素，还会释放出二磷酸腺苷。二磷酸腺苷是促进血小板凝聚的主力，与血栓素合作会加强血小板凝聚。ADP会引起血小板凝聚，是通过血小板表面受体，如果将受体"封印"住，血小板凝聚力就会大减。这种受体可用作标的，筛选小分子抑制物。会抑制受体作用的小分子化学物质被选出后研发成药品，经由动物实验及人体试验证明有抗血栓效果。这类药物已经在临床上使用，如氯吡格雷、替格瑞洛。

　　将阿司匹林及二磷酸腺苷受体抑制剂联用，可以有效抑制血小板凝聚，减轻血栓问题。但由于血小板凝聚功能受干扰，出血的可能性大增，使用时要格外小心。

第5节　天然抗血栓药：水蛭与肝素

血栓不仅会引起心肌梗死或缺血性脑卒中，也会堵塞腿部静脉，导致静脉栓塞。腿部的静脉栓塞不算非常严重的疾病，其症状大多是腿部肿胀、发炎及疼痛，有些人甚至没有症状，使用抗凝血剂后，不适感会快速消失。但是静脉血栓的危害被低估了。为什么呢？因为腿部静脉血栓会脱离管壁，进入血液循环，随着血流进入右心房，然后进入肺动脉，将肺动脉堵住。肺动脉是交换氧气之处，一旦堵住，氧气交换被阻断，会出现肺部及全身缺氧，引起胸痛、呼吸困难、心跳加快等症状，甚至死亡。

腿部静脉栓塞即使症状轻微或无症状，也可能引发肺动脉阻塞等严重问题。静脉栓塞（包括肺动脉阻塞）在白种人中发生率高，在黄种人中相对少见。

静脉栓塞与心肌梗死的栓塞物成分相似，都是由血小板及血液凝固分子组成，但是起因完全不同。心肌梗死是动脉硬化斑块破裂造成的血栓，而静脉栓塞是血流缓慢，血液积滞在正常静脉引起的血液凝固。静脉栓塞是以血液凝固为主，血小板凝聚为辅；而心肌梗死则以血小板凝聚为主因。

水蛭疗法

关于抗血栓药物的研发，则是取之于自然。有趣的是，抗血栓药物的研发对象是吸血的虫子。自然界有不少昆虫或动物是靠吸食哺乳动物血液存活的，较熟悉的如蚊子、蜱虫、水蛭等。这些生物的唾液含有抗凝血的酶，因此吸血时，血液不会凝固。也有几种毒蛇及蝙蝠咬人时，利用唾液中的抗凝血蛋白让人的血液不会凝固，导致大量出血而死亡。生物化学专家从吸血虫子、毒蛇及蝙蝠唾液中已经分离出多种抗凝血蛋白，这些蛋白虽然没有研发成治疗血栓的药物，但是对新药的研发仍有很大贡献。

其中很特别的例子是水蛭。水蛭是一种吸血动物，繁殖很快，有些水池中充满水蛭，人的脚一踏入水池就会受到成群水蛭的攻击。水蛭紧紧黏附在脚及小腿皮肤上，借着牙齿般的小吸管吸血，并将唾液中的抗凝血蛋白注入人的血液中。每只水蛭每次可吸1～2毫升的血，对人体影响不大，但若同时有几百只水蛭吸附于人体，便不能小觑。有些人在沙漠中旅行，找到任何池湖之水就有如甘泉，拼命狂饮，却不知有些水域中充满水蛭，入口的水蛭会吸附于口腔及喉咙，不仅吸血，还会引起黏膜损害及炎症，是有可能害死人的。

水蛭在罗马时代其实被认为是一种"医虫"。古罗马名医盖伦大力倡导放血术时，有创意的医者想到利用水蛭吸血，作为放血的替代品。水蛭疗法一代一代传下去，延续了2000年之久。到了20世纪中期，放血术被冷落，水蛭疗法才销声匿迹。

水蛭唾液中的确含有不少抗凝血物质，其中水蛭素最丰富。纯化的水蛭素具有抗凝血活性，作用针对让血液凝固最关键的酶——凝血酶。水蛭素对凝血酶有很强的亲和力，会黏住凝血酶并抑制其活性，让血液失去凝固的能力。水蛭素没办法用于临床治疗静脉血栓，因为出血的不良反应太大。

从肝脏中分离出的抗凝血素

20世纪初，有一些实验室试着从哺乳动物中寻找抗凝血药物，其中一个成功的例子发生在美国著名的约翰斯霍普金斯大学医学院威廉·亨利·豪厄尔（William Henry Howell）的生理学实验室。

豪厄尔教授是研究血液凝固的专家，他一直在寻找抗凝血药物及抗凝机制。他的实验室经常有医学生加入研究阵容。杰伊·麦克林（Jay McLean）是这所大学二年级的医学生，他加入豪厄尔教授的研究团队，主要研究工作是从动物肝脏中提取抗凝物质。他成功提取出一种可抗血液凝固的磷化物，但没解出其化学成分。麦克林毕业后搬到宾夕法尼亚州立大学，不再从事这方面研究，但豪厄尔教授的实验室继续依此路线寻找抗凝物质。加入他实验室的另一位医学生发现一种与麦克林分离出的物质相似的抗凝血物质，由于是从动物肝脏分离出来的，就称之为"肝素"。豪厄尔团队分离出来的肝素经商业化后供人使用，但因其含有多种杂质且不良反应太大而被中断使用。

当时，加拿大多伦多大学刚发现胰岛素，因此颇具盛名。发现胰岛素的医学家查尔斯·贝斯特（Charles Best）对肝素有相当大的兴趣。他和他的研究生把豪厄尔教授实验室分离出来的物质做了进一步纯化，纯化后的肝素仍有抗凝血作用，只是除去了杂质所引起的不良反应。进一步的动物实验证明纯化后的肝素可预防静脉血栓。他们还做了人体试验，证明肝素在人体内可以抑制血凝且没有毒性。至此，肝素在医疗界中奠定了其稳固的地位。

实验室纯化出来的抗凝血肝素产量小，不足以提供给患者治疗使用。后来解决此药量产问题的是瑞典的埃里克·约伯斯（Erik Jorpes）教授。他发明了一种可以大量提取并纯化肝素的方法，并将该技术转让给一家瑞典制药公司，研发出至今还在使用的肝素。

起初肝素是由猪肝或牛肝提取纯化，后来发现大肠及肺部都含有大量肝素，因此改由猪肠或牛肺中提取纯化。目前使用的肝素即来自猪肠及牛肺。纯化的肝素并非单一化学物质，而是含有分子量不同且化学性质类似的化合物。因为肝素不会被胃肠道吸收，因此不能口服，需要静脉注射。

不同批次生产出来的肝素成分稍有差异，其抗凝血作用活性不尽相同，使用起来不太容易。量太少时，抗凝血作用不佳；量太多时，容易发生大出血。后来使用了检测血液凝固的方法，确定了适量有效的肝素剂量。在治疗中，要经常检测血液凝固的时间，确定其安全使用。这个方法已经成为标准的肝素疗法。肝素疗法对治疗急性心肌梗死及静脉血栓相当有效，已是不可缺少的血栓主要治疗药物。

低分子肝素

有些人罹患静脉血栓的风险特别高。正常活动时不会发生栓塞，但是手术后躺在病床上不能动或长途坐车或乘飞机旅行腿部缺少活动时，腿部血液循环较慢，就很容易引发静脉血栓。长期卧床的慢性病或癌症患者的静脉血栓发生率也颇高。早期试用一般肝素静脉注射预防，但出血的风险很高。商家后来开发出低分子肝素，能有效预防静脉血栓。

低分子肝素是一般肝素处理后的产物。一般肝素含有多种糖类物质，有的是小分子，有的是大分子。一般肝素使用后容易出现出血，还有其他不良反应。以化学方法分离出的低分子成分就叫作低分子肝素。低分子肝素的作用较均匀，因此抗血栓功能更安全、更稳定。

低分子肝素皮下注射就有效。由于剂量低，可使用小针头，适合患者自我治疗。在高风险情况下，每12小时打一针，一直到风险变小就不必再打。

其中一个应用实例就是以低分子肝素预防骨科手术后的静脉血栓。在手术前先给予低剂量肝素，开刀后每12小时皮下注射一针，直到患者可以下床活动，能够正常活动后便不必再打。特别是高风险者如果长时间坐车或飞机，在坐之前打一针，下车或飞机后马上再打一针，就能预防静脉血栓及肺动脉栓塞。低分子肝素没有出血的不良反应，其他不良反应也很少，长期使用更安全。

急性静脉血栓要先使用一般肝素治疗，等症状消失可停用一般肝素，但还需要长期（六个月至一年）使用口服抗凝药。

口服抗凝血药有两类，一类是华法林，另一类是针对第X凝血因子的直接抗血栓药。华法林是老牌药，它的抗凝血作用是间接的；而直接抗血栓药是最近才研发出来的，利用直接抑制凝血蛋白的方式。这两类药会在下一节做详细描述。

第6节 灭鼠药变成老牌抗血栓药

　　一种能与肝素媲美的抗血栓药，叫作华法林，是在对血栓原理还不清楚时发现的。

抗血栓药——华法林

　　华法林的发现过程相当戏剧化。20世纪20年代，美国进入全面经济不景气时期，农家尤其生活困难。农民很节俭，连已经腐坏的甜苜蓿干草都舍不得丢弃。经济好时，都是用晒干的干草喂牛，已经潮湿的干草是不会给牛吃的，但后来穷到不得不将已经腐坏的潮湿甜苜蓿干草拿来喂牛。

　　有一年冬天，许多农家的牛突然出血死亡，引起了不小恐慌！农民很焦急，到处求医，但问题始终无法解决。美国设了农业站，主要是研究及解决农民种植与饲养牲畜的问题。威斯康星州的一个农业站对此进行了初步研究，怀疑牛的出血和死亡与喂食腐坏的潮湿干草有关。农业站劝农民不要再用腐坏的干草喂牛，但有的农民很节省，他们想知道牛出血的原因，借此证明牛的毛病不是来自饲料。

威斯康星州有位农民从一头将死的牛身上抽了一罐血，将牛血放入卡车，开到相当远的农业站。到达农业站时工作人员都下班了，但是有个办公室的门仍然开着。这位农民顺步走入这个办公室，碰见还在工作的一位研究者。这一碰面，改变了抗血栓治疗的历史。

这位研究者名叫卡尔·林克（Karl Link），是威斯康星大学农学院的教授。他已着手研究这个问题。他看到了农民手上拿的那罐牛血并没有凝固，眼睛睁得又大又亮，他知道问题的关键就在这血中。他没有血液凝固相关的研究经验，于是向明尼苏达州闻名全美的梅奥诊所求助。这个诊所拥有设备良好的检验实验室。从血液检验结果中发现，血液不凝固的原因是缺乏了几种凝血因子。至于为何血中缺乏凝血因子，仍是一个谜。

林克对这个问题越来越感兴趣，想找出甜苜蓿干草中会阻碍血液凝固的化学物质。他已经有好的检验血凝的方法可以帮助分离及纯化化学物质，最后终于分离出几种化学成分相似的物质具有抗凝血作用。这些化学物质都是双香豆素的衍生物。其中一种衍生物就是华法林。

华法林的抗凝血作用比其他衍生物快。林克的农业站解决了牛出血的问题，在禁用腐坏干草喂牛之后，牛的出血病便消失了。

后来的研究则发现有四种凝血因子在肝脏中被制造时需要维生素K。缺乏维生素K，这四种因子无法制造出来，血液便无法凝固。腐坏干草内的双香豆素物质会抑制维生素K的作用，凝血因子制造不出来，于是牛血不能凝固，导致严重的出血问题。

当时还有老鼠猖狂的问题，捕鼠器只能应付一时，无法彻底解决问题。林克教授想到，既然吃了腐坏干草，牛会出血不止而死，何不试试将华法林用在老鼠身上，让它们因出血不止而亡。试用之后，果然如他所料，华法林顿时成为家家必备的灭鼠药。

华法林的名称由来也很特别。这是威斯康星大学校友设立的研究基金会的简称，本意是要感谢基金会提供研究经费，没想到这个药的专利收入后来成为研究基金会的"摇钱树"！为何一个灭鼠药能为基金会带来那么多资金？那是因为华法林后来从灭鼠药摇身一变成为治疗静脉血栓的老牌名药！

灭鼠药变身"可迈丁"

灭鼠药华法林能变为治疗血栓病的良药，其中也有一段不寻常的故事。

据说有一位年轻的美国海军士兵失恋后想不开，用灭鼠药自杀。这位海军士兵吞了灭鼠药之后被发现，急救后没事了。但这件事给医生带来了灵感：何不用灭鼠药治疗血栓看看？

但是"华法林"这个名字不能用，因为会让人联想到灭鼠药。为了避免混乱，于是另外取了一个名字叫"可迈丁"。

可迈丁经过人体试验后，证明它可以预防静脉血栓的复发。人体试验结果虽然不错，但没有被大家接受，因为它毕竟是用来杀老鼠的。

接下来的一个特别人体试验才让可迈丁出了名。1955年，医生使用可迈丁治疗美国总统艾森豪威尔。艾森豪威尔是第二次世界大战的英雄，也是人民敬佩的总统。他使用可迈丁后的结果令人满意。这个消息传到民间，就浓缩成了一句："总统及战争英雄可用的药，虽然是灭鼠药，但绝对适用于所有人！"可迈丁马上闻名全美，许多人争着要用这个英雄用过的药。

可迈丁是口服药，使用方便，但服用时剂量要经常调整，而这种调整要依赖经常的验血。初起服用时，患者每两三天就要去诊所或医院抽血检查。

剂量不稳定是因为受食物影响。可迈丁会抑制维生素K制造凝血因子，吃了含维生素K较高的食物时，可迈丁的量便要增加；相反，维生素K摄取量低时，可迈丁剂量便需减低。由于食物中维生素K含量的变化，很难估计稳定剂量。

血液专家后来采用一种检测血液凝固的方法来调整剂量，但即使是很严密的调整，仍会发生出血。可迈丁有其价值及贡献，但也给医生及患者带来不少困扰，大家期待能够研发出剂量稳定的口服药。

剂量稳定的口服抗血栓药

有两个基础研究的发现重要又有趣，并且为研发新的口服抗血栓药铺好了路。一个发现来自关于水蛭的研究，水蛭的抗凝血物质中有一种化学物质是直接抑制第X凝血因子，以罗马数字标示为Xa凝血因子。

另一个发现则来自蜱虫。研究发现蜱虫也会分泌一种抗Xa的物质，使人的血液不会凝固。这两项研究的发现指向Xa是抗血栓标的。Xa在人的血液凝固方面占有重要地位。

凝血的生化反应经由两条途径，而这两条途径最终都是活化Xa，然后产生凝血酶。凝血酶促进凝血纤维蛋白的形成。抑制Xa，就会降低纤维蛋白，无法形成牢固的血栓。大药厂用Xa做标的，找出了抗Xa的药物，经由临床人体试验成功，通过欧美药物监管机构的审批，终于在21世纪初正式用来治疗静脉血栓。

这是口服抗血栓药新的里程碑！

这类抗血栓药与华法林的不同之处在于它的作用是直接抑制Xa或凝血酶，而华法林的抗血栓作用是间接的，是经由维生素K发挥作用。

直接抗血栓药的最大好处是剂量稳定，不必经常抽血化验血凝状态来调整剂量。近几年的临床试验结果显示，直接抗血栓药在静脉血栓（及肺动脉栓塞）与脑卒中预防方面相当有效，且不良反应较小。新药已逐渐取代华法林这个老牌药。

现在已经有四种Xa抑制剂上市，其中的两种利伐沙班及阿哌沙班已经普遍使用。另一种直接抗血栓药叫作达比加群酯，是以凝血酶为标的。这类药的医疗用途也在不断拓展，已经成为21世纪新药研发的一大突破，也是标的制药的成功典范。

直接抗血栓药已可替代华法林，作为急性静脉栓塞以肝素治疗后的长期抗凝血剂，而且对心房颤动（房颤）引起的脑卒中预防也相当有效。使用直接抗血栓药不需要去医院做血液化验调整剂量，相当安全，不良反应小，因此使用起来让人更加安心。

第**3**章

坏胆固醇
与冠心病

·

解开冠心病风险之谜

血脂异常是冠心病风险之首

预防冠心病的"万灵药"

美国在马萨诸塞州的一个小镇弗雷明汉（Framingham）设立社区追踪研究计划，探索引起冠心病的风险因子。该研究相当成功，也成为冠心病流行病学研究的范本。

英国、瑞典、荷兰等国相继建立了类似的社区研究，找出了公认的血管硬化及冠心病风险因子，其中高脂最主要。脂类包括好几种，而坏胆固醇（LDL-C，低密度脂蛋白胆固醇）就是血管硬化最主要的危险因子。

有一位日本学者与美国默克公司的研究人员合作研发出降低坏胆固醇的药物，这个发现来自土壤中的霉菌。后来类似药物可以用化学方法人工制造，这类药物统称为他汀。

他汀类药物可以有效降低血中坏胆固醇，并具有抗炎及细胞保护作用，被认为是阿司匹林之后的"灵药"。

第1节 解开冠心病风险之谜

冠心病是冠状动脉粥样硬化性心脏病的简称，是一种缺血性心脏病，其中以心肌梗死为主。心肌梗死虽然早已存在，但直到20世纪初才被发现，而且有了心电图的技术后才能确诊。发现初期原本以为这是一种罕见疾病，在诊断技术完善之后，心肌梗死变得相当普遍。

心肌梗死往往发生突然，症状严重，常造成患者的痛苦及其家人的不安，但当时医学界对其病因及病理一无所知，并没有很好的预防及治疗办法。

弗雷明汉心脏研究计划

美国国家卫生研究院（NIH）是政府的研究机构，专门研究疾病病因、发病机制、病理及治疗，设立以疾病为主的研究所，其中一个研究所专门研究心血管。为了进一步了解冠心病的特征及发病因素，这个研究所在美国马萨诸塞州的小城弗雷明汉设立研究站，进行社区冠心病追踪研究，这就是闻名全球的"弗雷明汉心脏研究计划"。在1948年设立时是一项创举。

弗雷明汉居民有两万多人，很少搬迁，因此适合做长期追踪研究。由于社区研究在当时是一种新尝试，要招募居民参与计划并不容易。刚开始时，居民很怕被当作小白鼠，因此意愿不高，计划主持人及研究人员还得想一些方法鼓励居民参与，总共招募5000多位居民加入。参与者先到社区计划附设的诊所做身体检查与抽血，并做心电图，之后定期追踪，得病时要到医院诊断及治疗。由于居民在追踪期间状态稳定，失联的参与者不多。

后来居民与这个计划的医护人员打成一片，非常支持。初代参与的居民年老后由第二代居民继续。这个计划至今还在进行，参与者已经是第四代。检查的项目也随着时代改变，起初是生化指标，后来加入基因指标。最近基因技术发展迅速，已可用来作为健康检查及风险评估的资料。这个计划累积了很多数据，里面藏着宝贵的信息等待发掘。

弗雷明汉心脏研究计划目前已经有了显著成果，贡献巨大。近期加入基因指标及大数据分析，将会带来更大的影响。

弗雷明汉心脏研究计划初期四年的追踪研究结果于1957年发表，最主要的发现是吸烟、高胆固醇、高血压及肥胖会增加冠心病的风险，而经常运动则能降低风险。继续追踪了几年后，又发现糖尿病及高血糖也是重要的风险因子。

弗雷明汉社区长期追踪研究的结果发表后，社区追踪研究火热起来，西欧几个国家也设立了社区冠心病研究案，以寻找高风险因子，结果都和弗雷明汉心脏研究计划的发现一样：吸烟、高胆固醇、高血压、缺乏运动、肥胖、糖尿病是全球共通的冠心病风险因子。

冠心病与高风险因子的因果关系

高风险因子指的是这些因子与冠心病有密切关系，但其因果关系尚不清楚。比如说，研究结果显示吸烟者得冠心病概率加倍时，并不能确定吸烟是增加冠心病发生的原因，有可能吸烟者的其他习惯才是真正原因。那要如何确定吸烟与冠心病有因果关系？一个方法是观察戒烟之后冠心病的发生率是否降低。而证明其他风险因子的因果关系也是如此。

20世纪70年代末期，美国开始大规模推行戒烟、降血压及降胆固醇的运动。其中以戒烟做得最彻底。先从劝导开始，后来立法禁止工作场所、室内禁烟。几年后，公共场所包括学校、剧院、餐馆、旅馆、会场、机场及公交车、火车全面禁烟。这些策略相当有效，吸烟者人数减半。至于高血压及高胆固醇则由医师执行预防医学的工作，努力以各种方法降低民众的血压及胆固醇。当时已经有几种治疗高血压及高胆固醇的药，因为有需求，新的药物陆续问世，高血压、高胆固醇得以有效控制。

冠心病死亡率在20年内降了一半。戒烟、降血压、降胆固醇，每个项目单独都有降低冠心病发生率及死亡率的效果，这也证实了吸烟、高血压及高胆固醇确实会引起冠心病。

除了继续以上三项预防工作外，后续也加强了糖尿病的防治，鼓励患者多运动，这让冠心病的死亡率继续降低。冠心病的预防成效被誉为是医学奇迹，也证明了"预防胜于治疗"！

血管硬化社区研究计划

弗雷明汉心脏研究计划是相当成功的。但弗雷明汉居民白种人居多，加上其地理位置及文化背景并不能代表全美居民。美国从20世纪50年代到20世纪80年代，社会变动大，生活及食物习惯也有很大的差别。为了了解血管硬化的风险因子的变迁以及不同肤色的人风险因子的差异，美国国家卫生研究院支持了另一项大规模的社区追踪研究，称为"血管硬化社区研究计划"（简称为ARIC研究计划）。研究院选了美国的四个社区：东部马里兰州的小城哈格斯镇、中西部明尼苏达州的明城一个区、南部密西西比州的杰克逊市以及东南部北卡罗来纳州的温斯顿塞勒姆市。另外还有两个实验室作为血液及脂肪检验中心。

在激烈竞争与严格审查之下，我在当时休斯敦的实验室获选进入ARIC血液中心，参与了该计划，学习了许多社区研究的细节，也做了不少贡献。ARIC研究计划比弗雷明汉心脏研究计划复杂，因为四个社区的研究方法要完全一致，抽血步骤及所需时间也要相同。

起初的准备工作还包含训练所有工作人员，花了一年的时间才建立标准操作，这期间也招募到合适的志愿者。初期（五年）的研究结果则确定血管硬化及冠心病的风险因子并没有改变，但黑种人及白种人的风险因子有差异。ARIC研究计划发现一个新的与血中血栓及脂肪有关的风险因子，为血管硬化及冠心病提供了新信息，也确认了冠心病与遗传有关。

以社区长期追踪研究探索血管硬化及冠心病的风险因子，成为流行病学很有力的研究模式。欧洲有些国家也设立长期追踪研究计划，结果都肯定指出下列几种风险因子应该在生活中去除：

· 吸烟

· 缺乏运动或活动

· 高盐、高糖及高脂食物

· 超重及肥胖

· 高胆固醇

· 高血糖及糖尿病

· 高血压

这些风险因子成为20世纪末公认的冠心病大敌。许多国家正在努力提出策略降低风险，已经有些成功案例，譬如说胆固醇与血压的控制、戒烟运动，成果都不错，因此在经济发达的国家，冠心病的发生率及死亡率都有下降趋势。

牙周病会造成动脉硬化吗

牙周病是常见的毛病。许多人的牙周病并没有明显症状，但严重时牙周会疼痛，刷牙时出血，更严重时牙齿松动脱落。牙周病指的是牙齿周边组织存活着一些特有的细菌，导致局部发炎，这类细菌在身体其他部位少见。

20多年来，已有不少流行病学研究指出牙周炎与血管硬化及冠心病有密切关系。近年较详细的研究显示，有牙周病的人得冠心病的比例比没有的人高出50%。流行病学的观察性研究一般只能确定关联性但无法确知因果关系，因为有时候即使关系密切，也无法推出牙周病引起冠心病。

确定因果关系的一个方法是分析牙周炎治愈后，冠心病的风险是否随之降低或消失。目前有小规模的临床研究，但结果并不理想。治愈牙周炎后，冠心病并没有减少。由于临床试验规模小，患者参与数不多，统计上缺乏意义。现在则在等待大规模的临床研究。

要确定因果关系，最好有理论依据。目前已经有两种理论支持牙周病与冠心病有因果关系。一种理论是牙周发炎组织中的细菌会促进血管硬化及冠心病；另一种理论是牙周病是一种慢性炎症，会引起全身炎症，而发炎是血管硬化的主要动力。这两种理论都有道理，但仍缺乏有力证据证明牙周病的炎症因子或细菌直接参与血管硬化或冠心病的恶化。

牙周病是否会引起血管硬化及冠心病，目前证据不足，仍需更多的研究，但是牙周病确实不可忽视。除了治疗之外，每日刷牙及牙齿清洁、定期洗牙都很重要。控制好牙周炎，才能减少冠心病风险。

21世纪的挑战

心血管疾病仍然是疾病及死亡的头号公敌。虽然20世纪末的预防工作已经有显著成果，但一般性风险因子仍然存在，亟待努力去除。而21世纪所面临的更大挑战是肥胖及空气污染带来的风险。

肥胖已经成为全球性的慢性流行病，并且由成人延伸到儿童，除了造成行动不便之外，还会引发多种疾病：心血管疾病、癌症及糖尿病等。肥胖人群体内的白色脂肪细胞增加，堆积于腹部，并释放炎症因子引起全身慢性炎症，成为多种疾病的导火线。

肥胖的最主要原因是长期摄取过多热量，而且常是高油、高糖食物，再加上缺乏运动，脂肪堆积于体内。21世纪的一大挑战是劝导全民善用食物，控制热量摄入，少吃"垃圾食品"。

要靠节食及运动减肥并不简单，因为涉及个人饮食欲望、商业广告及社会自由。这的确是一大挑战，需要一些有创意及智慧的方式来诱导大众的自主参与。

21世纪另一挑战是清除空气中的微粒及小分子化学物质。

空气中的微粒，尤其是2.5毫米以下的微粒即$PM_{2.5}$，不仅会伤害肺，也直接增加冠心病的发生率及死亡风险。经欧美国家的长期追踪研究已得出可靠证据，证明$PM_{2.5}$是冠心病的重要风险因子。由于$PM_{2.5}$是看不见、闻不出的，因此也被称为21世纪人类健康最大的"隐形敌人"。

空气中$PM_{2.5}$的产生可能来自自然，如森林野火、黄土大风沙、火山爆发，也有人为的汽车尾气、工厂排污等。人为的比自然来源的更可怕，因为每天都在产生，而且随着时间的增加而增加。全球空气$PM_{2.5}$浓度值持续上升。$PM_{2.5}$吸入人体后会增高活性氧物质，引起慢性炎症反应，并且损伤血管壁内皮细胞，增加血栓形成和血管硬化与冠心病的风险。

全球空气$PM_{2.5}$值增高和国家经济密切关联。经济进步依靠工业发展，经济进步后，人民生活较富裕，用车量增加，导致$PM_{2.5}$值增高。要是不适当控制，蓝色的天空会被$PM_{2.5}$侵占变成灰色。政府及人民有决心的话，是可以降低空气$PM_{2.5}$值的。

20世纪六七十年代，美国有两个都市——洛杉矶和休斯敦，空气污染很严重，住在休斯敦的人难得看到蓝天。政府设立了管制空气污染的条例，限制工厂排放及改良汽车排放。在十几年内，$PM_{2.5}$值大减，蓝天出现了。即使如此，$PM_{2.5}$仍然存在，还在伤害大家的健康。空气中$PM_{2.5}$值超高的国家，每年因此而死亡的人有成千上万，想战胜这个看不见的敌人，是21世纪的大挑战。

第2节　血脂异常是冠心病风险之首

20世纪40年代，美国冠心病患者数量大增，让心脏科医生担忧。研究者想找出冠心病增加的缘由。美国哈佛大学心脏科教授保罗·怀特（Paul White）认为冠心病的增加与胆固醇有密切关系。他想出一个证明这个理论的临床研究。

他选择了100位年纪不大（40岁以下）就患有心肌梗死的人做检查。当时已可测量血中的胆固醇含量。检验结果显示，这些年轻患者的血胆固醇值比正常人高。血胆固醇因此受到关注。

血胆固醇与心脏病的发生

几年后，美国明尼苏达大学的安瑟尔·凯斯（Ancel Keys）想知道血胆固醇值是否受到食物影响，与心肌梗死发生率是否有关。他想出很妙的流行病学方法来探讨这个问题，这就是所谓的"七国研究计划"。有的国家人民食用高脂肪食物，有的国家人民少吃肉类食物而多吃鱼及蔬果。他想知道吃高脂肪食物的人相较于多吃鱼的人，血胆固醇是否较高，是否较容易得心脏病。

他选择七个国家作为研究对象，其中芬兰人吃肉最多，而日本人少吃肉、多吃鱼，其他五个国家——美国、荷兰、意大利、南斯拉夫及希腊，各国食物也各具代表性。

他主持美国明尼苏达的群组，请参与国的合作学者组成性质相似的群组，选定了参与研究的中年人群后，做前瞻性长期追踪研究。追踪10年后，研究结果显示芬兰群组的平均血胆固醇值最高，而日本群组的平均血胆固醇值最低。其他五个国家的平均血胆固醇值在这两个数据之间，并且发现血胆固醇量和食用饱和脂肪肉类（牛肉、猪肉等）成正比，和吃鱼成反比。更重要的发现是，血胆固醇越高，得心脏病的概率越大。血胆固醇含量与心脏病患病率成正比。七国研究计划的设计并不理想，因为除了食物不同外，冠心病发生率会受生活习惯、工作情况、社会环境差异的影响，其统计结果不一定准确。

胆固醇并不溶于血，需要结合蛋白质才能随血液循环。携带胆固醇的蛋白质就叫作"脂蛋白"。生物化学专家由血液分离脂蛋白时发现，这类蛋白质的结构复杂，而且不是单纯的一种，因此不容易纯化。分离出各种不同的脂蛋白更是困难，难倒了当时的研究者，工作因此搁置了一段时间。

后来，美国加利福尼亚大学伯克利分校的约翰·戈夫曼（John

Gofman）教授解决了这个难题。他使用超速离心机将血中脂蛋白以密度的高低分离出高密度（HDL）、中密度、低密度（LDL）及极低密度，其中以LDL及HDL含量较高。有了这个分离方法，就可测出其中的胆固醇含量。这个技术也成为检验血胆固醇的标准方法。

这个测血胆固醇的方法很快被加入弗雷明汉心脏研究计划。5000多位参与者初次抽血时，也包含了总胆固醇及LDL-C、HDL-C的测量。测完后把所有人的总胆固醇、LDL-C及HDL-C量由低到高分为四组，以最低组当作对照组。分析出来的结果显示，冠心病风险程度与胆固醇量成正比。胆固醇值最高的一组风险最高，次高组风险也有所增加，但比最高组低。

低密度脂蛋白胆固醇值与心血管疾病风险成正比

有一个很重要的发现是，LDL-C最能反映心血管疾病风险。LDL-C最高的一组风险也最高，就连LDL-C值第二高的组，其风险也明显增加。LDL-C因此被称为"坏胆固醇"，而HDL-C值则与风险成反比，因此称为"好胆固醇"。

一般的血液检验指标都可以确定正常值范围，超出范围就是不正常。但胆固醇的检验不一样，它没有正常值范围，而是根据心血管风险确定最佳值。根据几个大型社区的追踪研究结果，专家定出总胆固醇及坏胆固醇的最佳值：总胆固醇的最佳值是200毫克/分升①以下，而坏胆固醇的最佳值是100毫克/分升以下。

难道超过最佳值就算是高胆固醇吗？答案不尽然。总胆固醇值超过240毫克/分升以及LDL-C超过160毫克/分升时，属高胆固醇。既然最佳总胆固醇值是200毫克/分升以下，而LDL-C为100毫克/分升以下，总胆固醇值200～239毫克/分升以及LDL-C100～160毫克/分升，不是最佳值也不是高值，那说明什么呢？美国心脏协会及美国心脏病学会共同的推荐文中给了以下描述：总胆固醇在200～239毫克/分升是边缘值，临近高值；而LDL-C又细分为100～129毫克/分升为近于最佳值；130～159毫克/分升为边缘值，临近高值。

对这些值的界定有点让人混淆不清，但如果站在风险评估角度来看，它是在告知大众患病风险的高低。总胆固醇最佳值（＜200毫克/分升）时风险最低，边缘值（200～239毫克/分升）属中等风险，而高值（≥240毫克/分升）是高风险；LDL-C最佳值（＜100毫克/分升）时风险最低，近于最佳值（100～129毫克/分升）风险次低，边缘值（130～159毫克/分升）为高风险，而高值（≥160毫克/分升）有极高风险。

有专家提出应该把坏胆固醇用药物降到理想值，但是何为理想值仍不清楚。有一种说法是，新生儿的胆固醇值应属理想值。新生儿的血脂的确很低。

---

① 血胆固醇单位换算：1毫克/分升=0.02586毫摩/升。——编者注

将胆固醇降到理想值是可行的，但是否值得这样做，还是一个无解的问题。主要原因是成人胆固醇降得太低，可能会有意想不到的不良反应。曾经有实验报告指出，低胆固醇有罹患癌症的风险。

HDL-C值也没有所谓的正常值，一样是依照风险分为最佳值（＞60毫克/分升）及高风险值（男性＜40毫克/分升，女性＜50毫克/分升）；而中间值（男性40～60毫克/分升，女性50～60毫克/分升）是边缘值。

血液中的甘油三酯

做血液脂肪检测时，除了胆固醇，还要测量甘油三酯。甘油三酯与胆固醇不仅化学结构不同，生理功能也不同。

甘油三酯主要来自食物。刚吃完饭，尤其是高油脂食物，血中甘油三酯会变得很高。因为甘油三酯不溶于血，会形成乳糜微粒。乳糜微粒迅速被分解，产生的脂肪酸作为供给肌细胞的能源，剩余送到脂肪细胞储存起来。高脂肪食物吃得越多，脂肪细胞的脂肪酸越高，人就越容易发胖。饭后2小时，乳糜微粒消失，大部分血中的甘油三酯存在极低密度脂蛋白（VLDL）中，小部分在LDL及其他脂蛋白中。检验室测出来的血甘油三酯值，可以说是VLDL中的甘油三酯。

现代人认为甘油三酯在150毫克/分升（1.7毫摩/升）以下算正常，超过200毫克/分升（2.26毫摩/升）算升高。大部分人的血甘油三酯值高时，LDL-C值也高，而HDL-C则降低。因此不能只看甘油三酯值，还要看整体血脂水平，才能评估心血管疾病风险。

高LDL-C、高甘油三酯及低HDL-C同时存在时，心脏病患病风险最大。有的人只有甘油三酯偏高，而其他血脂值正常，而且没有糖尿病、肥胖或代谢综合征，在这种情况下，很难确定高甘油三酯会增高心脏病风险。因此，血甘油三酯不是很高时，一般不必急着用药控制。

将LDL-C称为"坏胆固醇"是有道理的，因为它会增加血管硬化及冠心病的风险。血中坏胆固醇值升高时，会破坏血管壁的内皮细胞，引起一连串病变，产生血管硬化。坏胆固醇持续升高时，粥样斑块增大加速，其帽状膜脆弱，容易破裂，产生血栓，从而引起心肌梗死。因此，将血中坏胆固醇降低到风险最低值极其重要，越早降低，越能阻止血管硬化恶化。

第3节　预防冠心病的"万灵药"

在医学史上，有两类药可称得上是"灵药"。一类是抗生素。20世纪初，青霉素的发现救活了成千上万的人，其对人类的贡献延续至今。

另一类药是预防心血管疾病的药物——阿司匹林及他汀。有趣的是，这些药都来自自然界，如阿司匹林来自白柳树，而他汀药及青霉素来自土壤中的霉菌。

阿司匹林

由白柳树树皮萃取出来的水杨酸在19世纪后期成为通用的消炎止痛药。水杨酸药片并不讨好，它很苦，而且容易引起消化不良，许多人是不得已才用它，因为当时没有更有效的消炎止痛药。19世纪末，德国中部的一家小药厂将水杨酸做了化学改造，制造出不苦的药物，这就是阿司匹林。

20世纪初，阿司匹林将水杨酸淘汰，成为欧美国家每家必备的止痛药。阿司匹林的确比水杨酸药片好多了，使用起来很方便，使用的人越来越多，但是在20世纪50年代出了问题。有一些人使用阿司匹林后容易出血，在刷牙、刮胡子时若有小创伤都会出血。这些"小出血"也不是很可怕，不太受重视，但若有大创伤及手术后的大出血时，情况便不同了，这种出血会危及生命。此后医生开始对阿司匹林引起出血的不良反应感到担忧。科学家也着手研究阿司匹林与出血的关系，发现阿司匹林的确会引起出血，而且是血液中的血小板因素导致的！

血小板是很不典型的血细胞，它很小，而且形状不像细胞，往往被研究者忽略。到20世纪中期，新的研究技术发明后使用在血小板的研究中，才对血小板有了新的认知。血小板是相当活泼的血细胞！它对一些化学药剂会起特别的反应，许多血小板会凝聚形成小球。血小板内还有很多机动性的代谢反应，一旦遇到刺激物，会很迅速地启动酶的作用，制造血栓素；而且会打通运输通道，让血栓素及二磷酸腺苷沿着通道释放出去，加强血小板凝集。

使用阿司匹林后，血液中的血小板失去凝聚力，无法聚成一团，人体一旦受了伤，血小板无法形成血栓将血止住，就会造成出血。更深入的研究发现，阿司匹林抑制血小板制造血栓素，因此减弱血小板凝聚。阿司匹林之所以会抑制血栓素，是由于其具有抑制COX-1酶的作用。COX-1负责制造血栓素，一旦被抑制，血栓素便造不出来。

本来出血的不良反应给阿司匹林带来危机，详细研究的结果却为其带来了转机。20世纪70年代是血栓的高发期，那时专家才逐渐了解血小板是造成血栓的主要成分，而血小板凝聚是血栓的主因。当时的血液学及药理学专家发现新的机会来临了。阿司匹林既然会因抑制血小板凝聚引起出血，何不借此作用来预防血栓形成？动物实验及临床试验结果显示，阿司匹林具有抑制血栓的功效。美国及欧洲各国通过大规模的人体试验证实了阿司匹林可以预防冠心病及缺血性脑卒中复发。到了20世纪90年代，得了冠心病或缺血性脑卒中之后，都会接受阿司匹林的预防性治疗。一片小小的阿司匹林可以减少这些疾病的复发，减少这些疾病带来的后遗症和死亡，真是造福人类。

起初设计人体试验时，专家就曾争论过关于阿司匹林的剂量。当时成人使用剂量是325毫克一片，而幼儿是65毫克。引起争论的是，要抑制血栓应该使用成人剂量还是幼儿剂量。后来根据实验结果，选择了幼儿剂量。幼儿剂量已经可以有效抑制血小板凝聚，且出血风险低。成人剂量虽然很有效，但出血风险增高。其实幼儿不使用阿司匹林，因为会引发雷诺氏综合征，但习惯上还是称预防心血管疾病的阿司匹林剂量为幼儿剂量，较正确的说法应该是低剂量阿司匹林。这里的低剂量指的是50~100毫克。

美国的低剂量阿司匹林小药片是81毫克，欧洲是75毫克，而中国台湾地区则是100毫克。这些差异是为了药厂制药时方便，药效上没有太大差别。

最近还有一个关于阿司匹林的讨论。从没得过冠心病或缺血性脑卒中的人是否也应该每天服用低剂量阿司匹林来做预防？

这个讨论的焦点是年长者使用阿司匹林的出血反应比较严重。后来终于有人体试验结果提供证据：年长者（75岁以上）的心血管疾病风险不高时，不必每天吃阿司匹林。使用阿司匹林并没有降低冠心病或缺血性脑卒中的发病率，反而会增加出血，而且是严重的出血，如引起出血性脑卒中。

此外，低剂量阿司匹林不仅会降低冠心病及缺血性脑卒中复发，降低死亡率，还有预防癌症的作用。动物实验结果显示，阿司匹林可能有助于降低痴呆风险。阿司匹林也因此被认为是可贵的万灵药。更重要的是，阿司匹林不贵，可以说是有效药物中很便宜的一种，其价格之低，让全球每个国家的人都有能力购买。

他汀类药物

他汀指的是一类作用相似的药物，用来降低坏胆固醇，防止血管硬化及冠心病。他汀类药物的发现过程很偶然，是个有趣的故事。

20世纪60年代，日本有位乡村青年医生接触土壤及土壤中的生物，对土壤产生了感情。毕业之后到日本一家制药公司研发部工作，被分配做土壤微生物的研发。这位青年就是研发出他汀的远藤章（Endo

Akira）。当时，土壤微生物是制药公司寻找新药的热门方向，许多大药厂都拥有不少土壤的霉菌种。

20世纪20年代，英国的亚历山大·弗莱明（Alexander Fleming）就从霉菌中找到了救命的青霉素。20世纪50年代，美国的塞尔曼·瓦克斯曼（Selman Waksman）从土壤中找到救治肺结核患者的链霉素。这两种药是举世无双的救命灵药。远藤博士所在的药厂也希望从土壤中的霉菌找到新药。他收集了几千种菌种，取其培养液做化学分离工作，因成绩优异，公司送他到美国深造。

在深造期间，他对磷脂感兴趣，回国后，他又把焦点放在脂肪的研究上。前文已提到在肝脏内制造胆固醇的过程中，HMG-CoA还原酶占据关键的地位。远藤就以这个酶当作标的来筛选从霉菌培养液中分离出来的小分子化学物质。其中两个化学分子具有抑制还原酶的活力，这两种小分子化学物质果然会减少胆固醇的制造。

美国的默克公司也从霉菌培养液中分离出抑制这个还原酶的小分子化学物质，而这个小分子化学物质居然跟远藤博士分离出来的化学物质其中一个化学结构完全相同！两家公司同意将这种抑制胆固醇的小分子化学物质命名为"洛伐他汀"（Lovastatin）。

洛伐他汀在细胞实验中先证明了能够有效抑制肝细胞制造胆固醇，而在动物实验中也证明可有效降低血胆固醇含量，进一步的人体试验则证明了可以降血脂。有趣的是，日本及美国都先选择家族性高胆固醇血症患者作为人体试验对象。这种小分子化学物质给患者使用时，还不知道是否有不良反应，更不知对人的高胆固醇血症是否有用。但想不到效果极佳！患者吃完药后，血中坏胆固醇量降低，而且眼睛及皮肤上的胆固醇沉积消失了！他汀通过了第一关人体试验，成为家族性高胆固醇血症患者的救星。

到了20世纪80年代，几个大型社区追踪研究的报告都指向血中坏胆固醇为血管硬化及冠心病的最主要风险因子之一。当时已有不少人因血中坏胆固醇太高而罹患冠心病。如果脂肪没法降低，冠心病复发概率很高。下一阶段的临床人体试验就是以这群高风险患者为对象，一半给他汀药，一半不给药。追踪2年后，使用他汀药的患者疾病复发率降低，死亡率也下降了，证明药物的效果并不限于家族性高胆固醇血症。

有的人既没有家族性病症也没有任何冠心病症状，但是血中坏胆固醇值很高，得冠心病的风险大。洛伐他汀是否可以借由降低坏胆固醇来预防冠心病呢？要解决这个问题，人体试验的规模要相当大，参与试验的人要多。在默克公司的资助下，临床人体试验得以进行。

追踪几年后，分析结果发现使用洛伐他汀有降低冠心病及死亡风险的可能，而且与血中坏胆固醇降低的程度有关。这些试验结果公布后，使用洛伐他汀的人数大增。

其他大制药厂看到商机，纷纷投入研发，在几年内研发出与洛伐他汀类似的药物。人体试验也都具有成效，共有七种药物被研发出来供临床使用，其中台湾地区比较常用的有三种：阿托伐他汀、辛伐他汀、瑞舒伐他汀。由于这类药物化学及药物性质相似，就统称为"他汀"。

他汀类药物已被认定是和阿司匹林同样的"灵药"。除了降血脂，还具有消炎作用。它会降低组织内的炎症反应，能减少血管硬化及心肌梗死后的心脏炎症反应。

不过他汀类药物有个较严重的不良反应——肌肉坏死。轻者全身肌痛，重者无法行动，甚至肾功能受损。使用后若有不良反应，必须停掉他汀类药物，改用非他汀降胆固醇药，如考来烯胺、依折麦布。

他汀类药物不只是很有效的降血脂药，还具有消炎作用，借此可降低罹患冠心病的风险。它已成为全球通用的药物，用于预防和治疗心血管疾病。

第**4**章

高血压对血管的伤害

•

血管对血液流动速度及血液压力具有严密的调控机制。调控失败时，血液对血管的压力（血压）增高。

长期处于高血压状态，会损伤血管，引起脑卒中，甚至导致主动脉剥离，产生血管局部膨胀，类似肿瘤，即血管瘤。

血压失调的原因尚未完全清楚，但已经能确定的是肾素—血管紧张素系统产生的化学因子是增高血压的最主要原因。这个系统已成为研发降压药的标的。

目前最常用的降压药是一种抑制血管紧张素受体的药物，其他药物有利尿剂及钙通道阻滞剂，也经常与血管紧张素受体拮抗剂一起使用。半个世纪以来，抗高血压药物已经可以有效地将血压降到安全值。

主动脉剥离及血管瘤的手术治疗技术也一直在进步。此外，人工血管的制造也借由诱导性多能干细胞的发明而进入新的研发阶段。

第1节　血流与血压的调控

在正常状况下，人的血液循环顺畅且川流不息，这要归功于心脏泵血的功能及血管性能。心脏是天然的血泵，靠着强有力的肌肉及不止息的跳动，将血液有规律地输送到动脉。

有趣的是，在古代，人们把心脏想成是灵魂的住所。古希腊时代，这一迷信观念已成为一种哲学及医学思想，而且还是主流。古希腊哲学大师亚里士多德认为心脏是人体内脏之首，是智慧、感受及动作的殿堂，是身体的活力之源。

流传1000多年的错误理论

到了罗马时代，著名的医学家、哲学家盖伦将亚里士多德的想法发扬光大，提出"心脏是一块炉石"的理论。他认为这块炉石发出的火供给内在的热。他也提出心脏是最靠近灵魂的，可以将灵魂输入全身。他做了心脏解剖，提出心脏是块坚韧的肉，工作勤快、敏捷，不易受伤。

这种把解剖、哲学及医学掺杂在一起的理论被广为接受并且传承了1000多年。

盖伦有相当不寻常的教育及工作经验。他出生于希腊，年轻时留学埃及亚历山大接受医学训练。亚历山大城的医学中心是当时世界医学之首。他回希腊行医不久便移居罗马。他能言善辩，加上家庭及教育背景好，精通医学和哲学理论，因此建立了良好的名誉，成为罗马名医。

他除了行医之外也勤于写作，将解剖中得到的生理及病理现象与临床医学及哲学观念相融合，写了几部影响力颇大的医学巨作。可惜他把不正确的心脏血管理论带入书中，阻碍了医学发展达千年之久。他的错误观念直到1400年后才被英国的哈维打破。

心脏的泵功能

哈维以实验证明心脏的泵功能，并且发现心脏的四个腔都具有瓣膜，控制血液单方向流动。他提出血流方向是由右心房流入右心室。右心室连接肺动脉，流入肺静脉后又入左心房。左心房的血流入左心室。左心室以其强有力的心肌将血液输入主动脉。动脉血经由微血管进入静脉，又流向心脏的右心房。为了不使血液倒流，心房及心室都有控制血流单方向流动的瓣膜，而且左心室与主动脉的连接处也有瓣膜。另外，左、右心房及心室都有厚壁隔开。一旦瓣膜结构不良或左、右心脏间有相通的孔道，便会产生循环障碍，使心脏运作出现问题，从而引发心脏病。

血液有一定的流速。这是靠着心脏有规律及不止息的跳动。心脏之所以能够规律跳动，是由于心脏内有"电子系统"，管控心脏收缩与舒张。这个"电子系统"由专职细胞负责，内设网络，可保证心脏规律的跳动。

由左心室抽送出的血血流快、压力大。主动脉的结构坚韧，而且有弹性，可以承担急流，同时可以舒压。一旦主动脉结构不健全，变得脆弱时，便无法承担急流及高压，血管会鼓胀形成血管瘤。有时管壁破裂，血液进入管壁内层造成血管夹层。

血液的流速及压力受激素影响。甲状腺分泌的甲状腺激素及肾上腺分泌的皮质醇和醛固酮在正常状况下，能维持正常的血压。功能过强时，就会引起血压增高及血流加速。

肾功能与血压也有密切关系。19世纪时，肾脏科医生便提出肾脏疾病是高血压的主因，后来研究发现大部分高血压患者并没有明显的肾脏病，因此认为这种说法不成立。但肾脏的确会制造控制血压的小分子化学物质，其功能类似激素。

小分子化学物质中以血管紧张素Ⅱ最为厉害，跟高血压有密切关系。血管紧张素Ⅱ作用于管壁细胞的受体，引起小血管收缩，从而造成血压增高。血管紧张素Ⅱ平常并不储存于细胞内，需要时才经由血管紧张素转化酶的催化作用制造。血管紧张素 Ⅱ 过高时就会引起高血压。

血压多高才算高血压

这个问题的焦点是血压并没有真正的正常值，因为高血压的定义会随着时代而改变。这要从血压测量方法谈起。17世纪，医学界对血液流动及血压感到好奇，但并不清楚其中道理，因为缺乏测量方法。人们从动物实验中发明了一套直接测量血压的方法：把导管置入静脉或动脉管内，连接测量器。但是当时的仪器精密度不够且技术复杂，无法用来测量人的血压。

意大利的希皮奥内·里瓦罗基（Scipione Riva-Rocci）发明了水银血压仪，但是只能依照脉搏估计收缩压，量化并不精准。几年后，俄国外科医生尼古拉·克洛特科夫（Nikolai Klotkoff）研究动脉血流发出的声音，听出五种声音，使用听诊器可以清楚听出其中两种，一个声音是左心室收缩，另一个声音是左心室舒张。于是将水银血压仪加上听诊器，便可以测量出收缩压（高压）及舒张压（低压）。这个方法很快传遍全球，成为测量血压的标准方法。

20世纪40年代，许多诊所及医院虽然都配备了测量血压的仪器，可是量了血压却不清楚血压的临床意义。当时有种想法是血压反映了一个人的生理现象，活力高的人，血压也会高。也就是说，高血压并不是病。直到美国富兰克林·罗斯福（Franklin Roosevelt）总统的高血压问题才改变了医生对血压的看法。

罗斯福总统每年都做健康体检，任职前几年血压与一般人没有差异，自任职后血压开始增高。他的私人医生并不特别注重血压，把血压当作生理参考，还对外公布罗斯福总统健康状况良好。后来罗斯福总统开始出现头痛症状，他的私人医生也不认为头痛与血压有关。罗斯福的家人觉得不妥，换了医生。新医生认为头痛与高血压有关，试了一些疗法却无法把血压降下来。最后罗斯福总统因脑出血去世。

这件事引起美国各界开始关注血压。最先发起探索血压与健康关系的是人寿保险公司。保险公司有很好的理由探讨这个问题，因为若高血压引起死亡，便要调整保费。当时，美国多家人寿保险公司联手开展了有关血压及死亡的追踪调查。调查发现，血压高的时候，死亡率增加。后来精算师做了更精细的研究，结果确定高血压与死亡有密切关系。

美国政府也授命美国国家卫生研究院规划这方面的研究。前文提到的弗雷明汉心脏研究计划就是在这种迫切的气氛下开展的。血压测量是这个社区追踪研究的主要项目。因为并没有正常或标准的血压值，该研究将血压由低至高分为四个层次，分析每一层次血压值与冠心病的发生率，将最低值的一组定为对照组，其他三组与对照组比较。果然，冠心病的风险随血压的增高而增高。

若以这些流行病调研结果做参考，20世纪70年代的正常血压是150／90mmHg以下，超过这个值才是高血压。当收缩压升高到180mmHg时，就是严重高血压，需要进行降压治疗。

"正常血压"则根据社区研究结果做调整。最近几年，美国心脏协会及美国心脏病学会共同请专家制定高血压指南，建议正常血压值。2017年这两个权威机构制定的指南中，血压正常值是130／80mmHg以下（理想值是120／80mmHg以下）。血压在（130～159／80～89mmHg）是一级高血压，而（140～159／90～99）mmHg是二级高血压。老年人血压值比年轻人高，正常值为130／80mmHg以下。

2018年，欧洲心脏病学会及欧洲高血压学会制定的高血压指南，血压正常值是139／89mmHg以下（理想值是120／80mmHg以下，一般正常值是129／84mmHg以下）。血压超过140／90mmHg就算高血压。高血压分为三级：一级（140～159／90～99）mmHg；二级（160～179／100～109）mmHg；三级＞180／110mmHg。老年人的正常血压为140／80mmHg以下。

表面上看，欧美专家对正常血压及高血压看法略有不同。欧洲专家考虑到实际血压控制的困难，也建议正常值可高一点。美国专家则秉持严格的态度，希望把血压引起心血管疾病的风险降到最低。若详细比较会发现，大部分的建议是相同的，都希望把血压控制在130／80mmHg以下，以避免高血压引起心血管、肾脏及眼睛的问题。

人们的血压仍继续往上升。为什么患高血压的人那么多？为何有的人血压会增高，有的人血压不变？

高血压成因研究可以追溯到19世纪英国著名医师理查德·布莱特（Richard Bright）的理论。他提出高血压是由于肾功能失调而产生的，这个理论不久后便被推翻了，理由很简单：不少高血压患者的肾功能一点都不差。

20世纪初，加拿大生理学家汉斯·塞利（Hans Selye）研究激素与精神压力的关系，提出高血压是精神及工作压力引起的。压力会促进肾上腺皮质类固醇分泌，这种激素过盛时就会升高血压。现代人普遍压力大，血压上升的确与之有关系。

盐分摄取过多影响血压

盐吃得太多也是引起高血压的重要因素。《黄帝内经》便已记载了多食咸会使脉变硬。虽然没有直接提到"高血压"这一名词，但确实有人如此解释。

中国人喜欢吃咸的食物，除了加盐，还会加酱油或其他盐分高的酱料等。根据最近的报告，中国居民是世界上摄取盐最多的国家，平均每人每天食用10克盐。盐在西方国家也用得不少，但他们很关心食盐会增高血压的问题，医学界及政府都倡导减盐，不仅减少家庭烹饪用盐，也劝导食品制造商少加盐。

主张以减盐来控制血压，是来自两个研究证据。一个是20世纪70年代美国路易斯·达哈尔（Lewis Dahl）的大鼠实验。他的实验室每天喂大鼠含50克盐的食物，结果大鼠的血压高得惊人。实验给大鼠的盐量超过平常大鼠每天吃盐量（约1.6克）的30倍，较容易发现高盐与高血压间的关系，但是一般人每日食盐量并不会那么高。

食盐量与血压的关联还来自另一个证据。从多国用盐的研究显示，盐分摄取较多的国家，其人民血压值比盐吃得少的国家高。到了20世纪末，高盐被认为是高血压的祸首。

然而最近有研究指出，食盐与高血压的关系并不是线性关系。有一个大规模的前瞻性追踪研究显示每天用盐量太低者，反而会比用盐量正常者的血压还高。另有报告指出，每天盐使用过低时，心血管疾病的患病数反而增加! 这表示盐分过高时会引起高血压，而用太少时会引发心血管疾病。

这些新的研究结果是在告诉我们，吃盐太多或太少都不健康，重要的是要吃得适量，毕竟盐和食物的味道有密切关系，过分限制用盐也不是很理想。

那么要吃多少才是合适的每日用盐量呢? 根据最近研究结果的建议，每天用盐量不高于7克，不低于3克。世界卫生组织的建议是低于5克。英国国家医疗服务体系（NHS）建议每日用盐量低于6克。美国心脏协会推荐每日用盐量不超过6克。如此推算，每天用盐量不超过6克应该是适当的。

20世纪40年代流行一种学说，认为血压升高是由于交感神经过分敏感所致。这种理论后来被用于高血压治疗。治疗方法是手术切断交感神经。起初的临床报告显示交感神经切断术卓有成效，于是许多医院跟风。不过之后详细分析这些手术的效果则令人失望，只有一小部分人手术后血压下降，但对大多数人来说无效。说明大部分人的高血压并不是因为交感神经过分敏感所致。之后这个手术疗法就消失了。

有的高血压是由于肾小动脉硬化引起的。肾小动脉硬化时，肾脏分泌出化学分子，引起血管收缩，导致血压升高。有一段时间流行用手术切除肾脏来治疗高血压，后来有了动脉支架，便使用支架将肾动脉狭窄处打通，不再切除肾脏。而现在连支架也不必放置了，用药物来控制血压即可。

长期血压升高会引起小血管硬化

血压升高时，首先受损的是小动脉的内皮细胞。慢性血压升高时，内皮细胞功能减弱，血管舒张功能减弱。小血管舒张功能一旦失调，管腔变小，血流变慢，会导致心脏及肾脏的氧气及营养供给不足，引发心血管疾病及肾脏疾病。

长期血压升高也会刺激血管平滑肌细胞增生。中层平滑肌细胞增生会压迫内膜，引起管腔狭窄，血液更难流通，甚至影响血管弹性。当血管弹性降低、变得僵硬，更让血流不畅。到了后期，小血管管壁失去内皮细胞，引起血管炎症，更会加重血管硬化问题。

高血压不但引起心血管疾病及肾脏疾病，也会引起脑卒中、视力问题等，是心血管健康主要的威胁因子，必须好好控制才行。

第2节 高血压是脑卒中的主要风险因子

高血压不仅增加动脉硬化的风险，更是脑卒中的主要风险因子。

脑卒中不是一种单纯的疾病，而是几种病理不同的脑动脉发生问题，由于临床症状相似，因此统称"脑卒中"。脑卒中大致分为两种类型：缺血性脑卒中及出血性脑卒中。两种类型的共同点是突然发作，最常见的症状是半身不遂、说话不清楚及意识不清。这两种类型虽然动脉病变差异很大，但主凶都是高血压。

中风的中医观点

中医很早便谈到"中风"会引起半身不遂。这里的"中风"即脑卒中。

张仲景所著的《伤寒杂病论》谈"夫风之为病，当半身不遂"。中医观念着重风寒及火气，提出的中风观念有的专注于火，认为中风是"内火暴甚，水枯莫制，心神昏昧，卒倒无所知"（刘河间）；有的认为中风是外受风邪而来；也有的专注于痰，认为"湿土生痰，痰生热，热生风也"（朱丹溪）。

中风的"风"是外风或内风，也经历过理论上的转变。起先认为中风是来自外风，到了宋朝转变为内风。有趣的是到明朝还有"无风"的理论。到了清朝，内风盛行，而且成为统一的理论，并且根据内风理论研发出治疗中风的复方。

古代的中医和西医对脑卒中的认知都受传统及哲学思想影响，并不知道脑卒中的真正原因，因此治疗也不精准，效果不佳。

脑卒中科学化

17世纪瑞士的病理学家约翰·雅各布·卫普菲（Johann Jakob Wepfer）在意大利帕多瓦大学接受解剖学训练，之后回瑞士从事医疗及病理研究。他在做尸体解剖时，发现脑卒中患者的颈动脉内有堵塞动脉的血栓，因此提出一个新理论：脑卒中是由于血液受阻无法运输到脑部，因此引发卒中。

在同一时期，英国的脑循环专家托马斯·威廉斯（Thomas Willis）在解剖脑部时，发现颈动脉内有血栓。之后虽然陆续有类似解剖报告，但颈动脉堵塞引起脑卒中的理论并没有被学者接受。幸运的是，脑卒中的概念开始由迷信逐渐转向科学化。

19世纪是脑卒中病理发现的辉煌时期，病理学家确定了颈动脉阻塞是脑卒中的主因，而且发现脑坏死与动脉阻塞有关。

到了20世纪中期，发现颈动脉分支处是粥样动脉硬化的好发处，而粥样斑块膜破裂时产生的血栓会引起脑卒中。颈动脉分支为颈内动脉及颈外动脉，颈内动脉将血液运输入脑的前部，进入脑后又分为三大支流：前、中及后脑动脉。颈内动脉粥样斑块引起血栓阻塞血流时，脑部会因缺氧及营养物质而坏死。

这种情况与冠状动脉粥样斑块阻塞的情形极为相似，因此，这类情况又称为"脑血管事件"，俗称"脑发作"。脑发作、脑卒中及脑血管事件指的都是脑卒中。

当颈内动脉腔变得狭窄，但还没有完全堵塞时，平常是无事的，只是有时会引起短暂性缺血，即"短暂性脑缺血发作"（TIA），又叫"小卒中"。TIA是脑卒中的前奏，也是一种警告。此时努力预防，还来得及避免脑卒中。

颈动脉的堵塞在临床上可用超声技术诊断，超声影像可以估计堵塞的程度。一旦管腔堵塞超过70％，缺血事件的发生率就会变大。

后来科学家发现大脑中动脉阻塞也会引起卒中，而且比颈内动脉引起的卒中更常见。大脑中动脉比颈内动脉小，因此很容易被流动的小血栓堵塞。有的小血栓来自颈内动脉的粥样斑块血栓。这些血栓不牢固时会脱落，随血流进入大脑中动脉，并堵住脑动脉。

脑内小动脉破裂引起的脑发作也是脑卒中，俗称"出血性脑卒中"。出血性脑卒中比缺血性脑卒中少见，发生率是缺血性脑卒中的四分之一。其发作比缺血性脑卒中更为迅速，而且症状较严重，恢复比较慢。高血压是引起出血性脑卒中的主因。脑血管瘤破裂是年轻人出血性脑卒中的主因。

缺血性脑卒中与冠心病在病因及病理上有相似之处。

颈动脉硬化及血栓是引起脑卒中的两大病理因素，因此其风险因子也相似：高龄、高血压、糖尿病、血脂异常、吸烟、缺乏运动、不健康饮食、肥胖、遗传，都是缺血性脑卒中的危险因子，但风险程度不同。

高胆固醇是冠心病的头号风险因子，而高血压是脑卒中的主凶。高血压对脑卒中的"贡献率"之所以那么高，是因为脑部引起卒中的动脉是小动脉（比心脏冠状动脉小），比较容易受高血压损伤使管壁变厚而缺乏弹性。虽然有不同之处，但脑卒中的预防策略和预防冠心病的做法没有太大差别，即多运动、戒烟、健康饮食、控制体重、降血压、降血脂、降血糖。

缺血性脑卒中的另一个主要原因是心律失常，产生心房颤动（AF）。AF使心肌运作不良，血液容易滞留产生心房血栓。这些血栓不稳定，容易由心房壁脱离，随血液循环进入脑部小动脉，将其堵塞而引起脑卒中。AF是常见的脑卒中原因，因此要尽早检查，正确诊断，才能有效预防。

高血压、血脂异常、糖尿病与AF无关。事实上，要预防AF引起的脑卒中，最主要的步骤是治疗AF，让心律恢复正常，同时使用抗凝血药物降低血栓形成。抗凝血药物发展较快，老牌药华法林的使用已超过50年。

华法林曾经是独一无二的抗凝血药，的确挽救了许多生命，可惜使用起来不方便，而且剂量要经常调整，容易产生出血。近10年来，新的直接抗血栓药效果与华法林相当，但使用简便且出血并发症较少。这类药已经有几种上市，如阿哌沙班、利伐沙班、艾多沙班及达比加群酯。这一类新药已经逐渐替代了华法林。

紧急溶血栓减轻脑卒中症状

缺血性脑卒中的突发是由于血栓堵住血管腔，血流不畅引起的缺氧缺血。脑细胞对氧气需求很敏感，短时间没有氧气供应细胞便会死亡。脑细胞死亡后不能再生，失去功能。

血液学家研究发现，血栓形成不久还新鲜时，内部的纤维蛋白可以用溶栓酶（即链激酶）溶掉，待纤维蛋白溶掉后，血栓就会散掉。这给治疗脑卒中的神经科医师一个灵感：何不早期用溶栓酶把脑动脉血栓溶掉？也许可以保护脑细胞，让脑卒中快速恢复。

要执行这种疗法的临床试验需要勇气，因为溶栓酶过量会引起脑出血，反而危及生命。美国康奈尔大学医学院的研究团队决定进行这项临床试验。为了能在脑卒中后尽快给予溶栓酶，他们动用了纽约市的急救车队。患者在脑卒中后2小时内服用溶栓酶，果然有效，不少人完全恢复。这也再次展现出由基础研究应用到临床人体试验的力量。研究人员及医疗人员的勇气、决心及精密计划创造了一个奇迹！

临床使用的溶栓酶英文简称TPA，是人体内溶栓系统中的一种酶。起初人体试验证明脑卒中发生2小时内打TPA可以减轻卒中症状，有些人能完全恢复。由于2小时期限对许多远途患者很难达到，后来的人体试验发现在4.5小时内打TPA还是有效。因此目前的标准疗法是急性缺血性脑卒中发生后，尽量能在发生后4.5小时内服用TPA。TPA的确会引发出血，但适量使用则出血可控。

溶栓酶疗法并不适用于出血性脑卒中，这会加重脑出血。溶栓酶疗法对于心律失常引起的缺血性脑卒中也无效，因为血栓形成已久，对溶栓酶已经没有反应。

除了使用溶栓酶打通脑动脉循环外，还可使用外科手术取出血栓，或是扩张管壁使血液循环畅通。其中一种手术是将导管置入血管，然后用导管内的钳子将血栓拿掉。如果颈内动脉的粥样斑块很大，已经将大部分管腔堵住时，可以通过手术将血管切开，除去斑块，然后再将动脉缝合。这种手术叫作颈内动脉内膜切除术。

另一种方法是使用支架将颈动脉腔扩张。将导管置入颈内动脉，吹开气囊，然后放入支架，维持血液顺利流通。这些手术都有并发症，有的甚至会引起脑卒中，使本来的病情更加严重。医师在施行这类手术时，会将手术的益处及风险分析清楚，当利大于弊时，才会做这些侵入性手术。

预防缺血性脑卒中的复发

得了缺血性脑卒中很怕复发，偏偏复发的可能性相当高，而预防复发的方法不外乎控制好血压及血糖、健康饮食、多运动、使用他汀类药物保持正常血脂、禁烟酒。

同时使用药物预防脑卒中复发。预防的老牌药是阿司匹林。最近加入预防阵容的还有其他血小板抑制剂及口服抗凝血药。这些药物的使用并不比阿司匹林好，因此阿司匹林仍是必需的预防性药物，需要时再加上其他抗凝制剂。

关于阿司匹林可预防脑卒中还有个有趣的故事，跟我早期的临床研究有密切关系。我在20世纪70年代发现脑卒中患者的血小板凝聚度很高。一个偶然机会，我发现一位三十几岁的男性患者因短暂脑缺血发作住院。他的手指疼痛且发紫，血小板数值高，而且凝集指数增高，提示他的短暂性脑缺血发作及手指疼痛很可能与血小板凝聚有关。

我当时想，既然阿司匹林在试验中可以防止血小板凝聚，何不给患者使用阿司匹林，也许可解除脑卒中及手指疼痛。于是给了他一颗成人剂量的阿司匹林，几小时后，他的卒中及手指疼痛症状消失，而且指头恢复血色。

真是戏剧化的效果！后来试了更多类似症状的病例，效果都不错。这个结果发表在医学期刊《柳叶刀》（*The Lancet*）上，颇受关注。当时没想到的是，它们会成为后来临床人体试验的基石。专攻脑卒中的研究者根据这些报告设计了大规模的阿司匹林治疗脑卒中的人体试验，结果证实阿司匹林可有效预防脑卒中复发。阿司匹林从此成为预防脑卒中复发不可或缺的药物！

至于没得过脑卒中但有高风险的人，则要注意控制风险因子，其中最重要的就是控制血压。血胆固醇过高时，可以依靠饮食控制或服用他汀类药物降脂。若有糖尿病则要彻底治疗，将血糖降到正常范围，糖化血红蛋白要在6.5%以下。保持良好的生活方式，若有基础疾病，长期使用降压药、降脂药及降糖药。

第3节　高血压引发主动脉剥离及血管瘤

古希腊哲学大师亚里士多德是一位多才的学者，对科学有浓厚的兴趣，特别是对动物生命的奥秘。他经常做动物解剖，想从中得到哲学的印证。

他先是发现心脏，又发现连在心脏上的一条大管子，并将其取名为"悬挂于心脏之物"，这就是主动脉。

主动脉连接左心室，与左心室交界处有内瓣，使得血液单向流动。血液由左心室流入主动脉，最前面一段血流向上行，这一小段称为升主动脉，接下来似弧形，像弓，故称为主动脉弓。然后是一段向下的血管，经胸部入腹部，最后分支入下肢动脉。向下行的大动脉称为降主动脉。在胸部的主动脉称为胸主动脉，到了腹部称为腹主动脉。

主动脉跟其他动脉一样是由三层组织构成的：内膜、中膜及外膜。每层膜中除了结缔组织外，还有特别的细胞。内膜是内皮细胞，中膜是平滑肌细胞，而外膜是纤维原细胞。

每层细胞间都有富有弹性的结缔组织分隔。主动脉比中动脉及小动脉坚韧有力，而且能承受更大压力。主动脉也会发生粥样硬化，但由于口径大、血流快，不易发生阻塞。但血管硬化会使其表面脆弱，容易受伤。

血压增高时，会使主动脉失去弹性，而且变得较僵硬。长期的血流冲击会导致管壁破裂，血液沿着裂缝进入管壁，整段血管扩张变粗大。有时由于主动脉管壁变得薄弱，即使没有裂缝，高血压也会造成局部血管扩张，形状像瘤，称为主动脉瘤，其实这并不是真的肿瘤。

主动脉瘤

主动脉瘤是人类古老的疾病。数千年前，埃及医书便已经有主动脉瘤的记载。公元2世纪，古罗马的医学很发达，除了盖伦，还有一位名叫安提鲁斯（Antyllus）的外科医生也相当有名。安提鲁斯从希腊前往罗马行医并定居。他的著作没有流传下来，但根据记载，他不仅诊断了腹主动脉瘤，而且将其分类。那个时代没有影像技术，安提鲁斯如何能诊断出主动脉瘤？他是用手诊断的。当腹主动脉瘤相当大时，用手检查腹部就可以摸到主动脉瘤的跳动，并且估计其膨胀的程度。

对动脉瘤的治疗自古便采取一种消极态度，那就是无药可医，只能给予患者同情。到了18世纪才有手术方法将瘤体去除。起初的手术是将动脉瘤的上下端结扎起来，然后将肿起来成瘤的部分切除。这种手术并不理想，因为它会切断血流，引起下肢缺氧坏死。

20世纪初，血管手术开启了新的尝试，其中之一是把动脉瘤切除，然后做血管吻合。这种技术的创始人是法国的一位血管外科专家亚历克西·卡雷尔（Alexis Carrel）。卡雷尔是法国里昂人，毕业后从事血管手术研究工作，后来留学美国，在纽约的洛克菲勒医学研究所工作了20年。他发明了一种将两端血管缝合的技术，后人称之为"卡雷尔缝合术"。他也通过血管组织移植做血管吻合，因为这些手术技术影响很大，因此他在1912年获得了诺贝尔奖。他是第一位因外科手术技术而获此殊荣者。

这些手术方法后来被丹顿·库里（Denton Cooley）及迈克尔·狄贝基（Michael DeBakey）应用于主动脉瘤手术，解除了主动脉疾病引发的不良结局，挽救了很多人的生命。

腹主动脉瘤与胸主动脉瘤是不同病症

腹主动脉瘤比较容易摸到，因此早就有记载，但是胸主动脉瘤在早期并没有记载。解剖学兴起后，才发现胸主动脉也会膨胀形成瘤，其外形和腹主动脉瘤无异，因此被认为是同样的病。

最近研究发现，这两个部位的主动脉发生膨胀的病理及原因相差很大，而且基因及风险因子也不同。因此，腹主动脉瘤和胸主动脉瘤被认为是两种不同的主动脉瘤。

腹主动脉瘤的发生和主动脉中层的结构缺陷有关。中层缺乏小血管，而且动脉中层的平滑肌细胞容易坏死，弹性蛋白及胶原蛋白容易瓦解，因此血管壁变得薄弱，承受不了血流的压力，只好顺压力而膨胀。中层细胞及纤维组织若继续流失，血管会越来越薄，便有破裂的危险。

一旦腹主动脉瘤迅速增大，产生腹部及背部疼痛就需要考虑开刀，把动脉瘤除掉并做动脉连接修补。即使没有症状，主动脉瘤过大也需要手术干预，以避免大动脉破裂。

胸主动脉瘤发生在胸腔内的降主动脉时，膨胀得较慢，通常没有生命危险。但若发生在升主动脉时便会危及生命。升主动脉血流急，容易有湍流，再加上血管硬化、血管壁变薄，除了呈现瘤状凸起外，还会产生小裂缝而造成动脉壁剥离，血液流入管壁，整段主动脉膨胀，血流受阻，尤其是颈动脉血流受阻，引发脑部变化及心功能失调，将危及生命。若是没能及时手术矫治，会致命。

主动脉瘤虽然经常发生于高龄人群，但年轻人及儿童也会有主动脉瘤。有一种先天性遗传病叫作"马方综合征"，患者在年幼时便会得胸主动脉瘤，这种瘤是发生在主动脉根部及升主动脉部位。主动脉根部指的是主动脉与左心室交界处稍鼓起来之处，其中还有主动脉瓣。

马方综合征是由于一种结缔组织蛋白的突变，使得主动脉中层纤维的支持降低，失去弹性，抵挡不了高速高压的血流，因此在主动脉根部会产生管腔扩张。一旦主动脉根部内径改变，瓣膜开关不全，血液逆流，就会造成心功能失调。

另一个严重的问题是主动脉根部扩张成瘤时，表面受冲击而有小裂缝，造成血管剥离。马方综合征的主动脉根部瘤及血管剥离由于位置特殊，手术并不简单。20世纪90年代，约翰·霍普金斯医学院的血管外科团队将手术标准化，手术成功率高且并发症少，挽救了不少马方综合征患者的生命。

主动脉剥离

上面已经谈到升主动脉瘤会有管壁剥离的危险。近几年发现，即使没有动脉瘤，升主动脉也会产生剥离，出现急性临床症状，引起生命危险。

胸主动脉瘤腔壁表面破裂时，血液流入管壁内层，将内层及中层剥离，形成管内血液通道，好像是血管中的血管。但血管壁内的血液会积聚在血管内，造成局部血管膨胀，引起管腔狭窄，血液流通不畅。由于位置接近心脏，而且靠近运输血液去脑部的颈动脉，因此会产生急性脑缺血及心功能不良。这种紧急的情况需要马上手术把剥离的部分切除了，补上一段移植物，然后把两端缝合。

为何有些人升主动脉表面会有小裂缝？目前的解释是长期受高压血流冲击，加上血管内受到硬化侵害，表面脆弱，因此撕开内皮表面。只

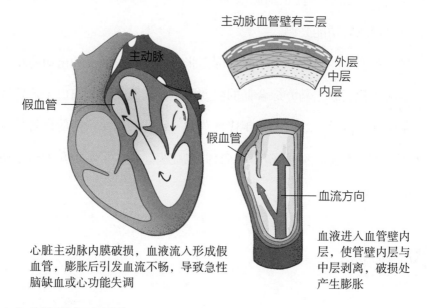

心脏主动脉内膜破损，血液流入形成假
血管，膨胀后引发血流不畅，导致急性
脑缺血或心功能失调

血液进入血管壁内
层，使管壁内层与
中层剥离，破损处
产生膨胀

▲主动脉剥离示意图

要有一个小缝，急速的血流便会趁缝进入血管壁内，将内层及中层剥离，血液顺道而流，造成管壁内假血管。假血管内流速减慢，最后停止，血液积聚，造成血管膨胀而呈现瘤状。

主动脉剥离的发现是医学史上的传奇。根据弗兰克·尼科尔斯（Frank Nicholls）医生的记载，1760年的某个早晨，英国国王乔治二世如常起床、洗漱及用早餐，但在换衣服时忽然倒地，昏迷不醒而死亡。尼克尔斯是御医，受皇室指令做尸体解剖，发现靠近心脏的主动脉表面有裂缝，主动脉积血，连围住心脏的心包膜内也积满了血。在这种情况下，心脏跳动受到很大阻力，血液循环大为减弱，因此患者发生急性昏迷而死亡。

在此之后，陆续有主动脉剥离的医学报告，法国医生将其取名为"主动脉剥离"，这个病名沿用至今。也有人称之为"主动脉瘤剥离"，引起了诊断上的混乱。其实当时诊断上的混乱并不是影响生死的大问题，因为并没有有效的治疗方法。在当时，一旦得了主动脉剥离，医生只能祈祷及用心照护。

有效的外科治疗要等到20世纪中期，才在美国休斯敦医学中心的两位血管外科医师手上创造出来。这两位外科医生就是闻名全球的迈克尔·狄贝基（Michael DeBakey）和丹顿·库里（Denton Cooley）。

狄贝基医生被认为是当代世界上最伟大的外科医生。他是美国路易斯安那州查尔斯湖出生的黎巴嫩后裔。他在新奥尔良市杜兰大学医学院读书时，杜兰大学的血管外科闻名全球，被称为"血管外科之父"的麦塔斯在慈善医院建立的血管外科在杜兰大学医学院打下坚实的基础，因为慈善医院是杜兰大学主要的教学医院。狄贝基就读时代，另一位著名的外科医生奥尔顿·奥克斯纳（Alton Ochsner）当主任。狄贝基就在这种环境下建立了他对主动脉手术的兴趣及基础。

他后来受聘去休斯敦市的贝勒大学医学院。这所医学院本来是附属于得克萨斯州北部的贝勒大学，后来独立出来成为贝勒医学院。狄贝基跟他的同事库里就在这所新的医学院做了轰动全球的外科手术，救活了不少主动脉剥离及主动脉瘤患者。

胸主动脉剥离产生的症状和位置密切相关。狄贝基的外科手术治疗了各种各样的剥离症。他还把胸主动脉剥离分成三类：第一类和第二类主要的剥离发生于接近心脏的升主动脉，而第三类则发生于降主动脉。

后来斯坦福大学心血管外科医生将狄贝基的分类简化成A型及B型。A型是升主动脉剥离，B型是降主动脉剥离。该分类至今仍然使用。这些分类法有助于治疗的标准化。一般而言，A型主动脉剥离是急性的，而且有生命危险，而B型主动脉剥离则是慢性的，其病理及临床的表现差异大，因此治疗上需要个体化。

急性主动脉综合征的急救

接近心脏的升主动脉及主动脉弓发生剥离或主动脉瘤时，会有突发性的胸背痛、心功能减弱及脑缺血症状，将危及生命。若没有及时治疗，许多患者活不过2小时。这类病症称为"急性主动脉综合征"。狄贝基及库里首创了该综合征的手术急救方法。他们的手术方法是将剥离厉害或膨胀厉害的部分切除，并做主动脉内部清除及修补，然后把切除后的主动脉用涤纶移植物将两端缝合。

一旦剥离已经破坏了主动脉瓣，便需要同时做瓣膜的修补。手术很精细且复杂。要感谢贝勒医学院的技术普及及专科训练，现在这种手术在大型医学中心都能熟练完成，挽救了许多患者的生命。

高血压是主动脉剥离最主要的原因，因此要严格将血压降至正常范围，并且长期维持，这才是最佳的预防方法。

第4节　缓解高血压的良药

罗斯福总统因高血压引起脑卒中的事件给医学界带来了极大冲击，改变了医生对高血压的看法：高血压已经不是正常生理状态，而是一种疾病。

血压很高时，必须马上治疗，以免发生急性脑卒中。那个时代并没有特效降压药，只好各地寻找天然治疗药物。20世纪40年代，印度使用萝芙木萃取物治疗高血压，这种草药后来传到世界各国。由这个草药萃取物获得的利血平成为20世纪50年代治疗高血压的常用药。这类药物的不良反应相当大，如抑郁症等，现已少用。20世纪50年代，其他治疗高血压的药物还有肼苯哒嗪、胍乙啶等。这些药的不良反应也很大，因此也很少用了。

始于利尿剂的降压药

有效的降压药开始于利尿剂。20世纪50年代，制药公司极力开发可以排除人体水钠潴留的药物。心功能不佳时，体内水分增加，人会水肿，而且肺部会因积水而呼吸困难。如果能将体内过多的水分借由肾脏排出，会减轻症状。

当时研发出来的第一个利尿剂叫作氯噻嗪，水肿患者使用后果然有效，同时发现服用后血压也会降低。美国的医院进行了人体试验，结果发现利尿剂对降血压有效。这是第一个经由人体试验证明有效的降压药。利尿剂是口服药，不良反应少，使用方便且安全。另外，由氯噻嗪研发出来的氢氯噻嗪至今仍被广泛使用。而第二代利尿剂如氯噻酮也是常用降压药。利尿剂降血压的原理是减少血液中的水容量，借此减少血容量及血压。利尿剂会使血中钾降低，因此使用时若钾太低，需要补给。

利尿剂对较严重的高血压降压效果不佳，因此制药公司继续研发新的降压药。20世纪60年代，研发出一种治疗心肌梗死的药，是依据其抑制肾上腺素的作用。当时认为肾上腺素过多会增加冠心病风险。肾上腺素的作用是经由特别的受体——α受体及β受体，研发出来的药是抑制β受体，这类药叫β受体阻滞剂。第一个广泛用于治疗心血管疾病的药物是普萘洛尔。后来发现这类药也具有降压功效。β受体阻滞剂仍在使用，而且已研发出多种类似药。

到了20世纪80年代，另一类降压药出世。这一类药叫"钙离子通道阻滞剂"（即钙通道阻滞药）。这类药也是针对缺血性心脏病研发的。

当时发现心脏跳动需要钙离子，而钙离子是经由钙离子通道进入心肌细胞的。钙离子通道阻滞剂是将钙离子通道阻塞，不让钙离子进入心肌细胞，让心脏跳动减慢、减弱，这样对氧气需求没有那么高，就可以减轻冠状动脉缺血时引起的心绞痛。

后来发现，血管中层的平滑肌细胞表面也有钙离子通道。钙离子通道打开时，钙离子由细胞外进入平滑肌细胞，促进其收缩。钙离子通道阻滞剂会阻塞钙离子通道。钙离子无法进入平滑肌细胞时，平滑肌细胞维持舒张状态，因此血压降低。钙离子通道阻滞剂能有效降压，因此广泛应用于高血压治疗。这类药的代表是氨氯地平。

抑制肾素-血管紧张素系统的新型降压药

肾素及血管紧张素是以肾脏为主的一套调控血管收缩的系统。这一套系统最终目的是制造出具有收缩小动脉的小分子化学物质，叫作血管紧张素Ⅱ。制造的生化程序相当复杂，因此其发现是分时间段的。最先被发现的是肾素。这是19世纪末的事，当时并没有把肾素与血压相关联。

半个世纪后，科学家发现血液中有种物质会引起血管收缩，便将其称为"紧张素"。再仔细分析，紧张素有两种，分别命名为血管紧张素Ⅰ和血管紧张素Ⅱ。会收缩血管的是血管紧张素Ⅱ，是肾脏制造出来的，其制造需要靠一种酶的催化，即血管紧张素转化酶。这种酶的简写是ACE，其作用是将血管紧张素Ⅰ转化为血管紧张素Ⅱ，以及使缓激肽失活。血管紧张素Ⅱ经由受体作用引起血管收缩，增加肾脏钠（盐）的再吸收，于是产生高血压。

这个系统产生了三个药物的标靶：血管紧张素受体，ACE，肾素（酶）。经过几年的研究，这三种标靶药成功研发，可在临床使用。新药的出现改善了高血压的治疗。

血管紧张素受体的标靶药叫作血管紧张素受体阻滞剂，简称ARB。ARB已成为最常用的降压药，其代表药是缬沙坦及氯沙坦。ACE的标靶药叫作ACE抑制剂，简称ACE I，代表药是卡特普利和依那普利。肾素的标靶药叫作肾素抑制剂，简称DRI，是最新研发出来的，其代表药叫作阿利吉仑。

如何使用降压药

降压药种类很多，每类药对控制血压都有效果，但不一定对每个人都有同样效果。因为高血压是多因素诱发的，因人而异，医生在治疗高血压时，先要试药，才能找出最适当的药物。

这里介绍一些基本用药原则：有些人的血压用利尿剂或是其他单药就可以控制。有的高血压需要多种类型的药物才能控制。多药使用时，一般是先用一种抑制肾素–血管紧张素系统药加上一种利尿剂，如果还无法控制，再加上钙离子通道阻滞剂。不要同时合用肾素–血管紧张素系统中的不同种类的药。

血压的控制目标是130／80mmHg以下。大部分的降压药一天吃1次就行，但有时要一天吃2次，才能将全天血压有效控制在目标范围。

大部分降压药不良反应不大。有的人对β肾上腺素受体阻滞剂反应较敏感，会有全身不良反应，如疲惫、困倦无力等。

一旦最佳药物找到了，便要每天服用，且一生服用，因为高血压是慢性的。为了让血压保持在正常范围，每天服药是必要的。

辅助的减压方法

血压受工作及精神压力的影响很大，因此能够让精神放松，有助于降血压。除了一般的放松方法，还流行用冥想、生物反馈、瑜伽以及太极拳等方式降血压。

这些静心养性的方法及身体活动真的有效吗？我们来看看医学上的证据。

最近20年内已经有一些关于这方面的临床研究，结果并不一致。美国心脏协会为了给出一个比较清楚的答案，通过系统评价指出，冥想对降压是有效的，但其他种类的静坐默思并没有降压效果。生物反馈也有效，但瑜伽没有明显的降压作用。其实这些活动的主要目的是让心情舒畅、筋骨活跃，虽然不是每种活动都有降压作用，但对身体还是有益的，因此值得做。

器材引导呼吸法是利用特别设计的医疗器材引导高血压患者呼吸减慢。临床试验结果确定它有降压的效果。此外，还有人认为针灸可降压，但目前临床试验并不支持。

所有运动中，有氧运动降低血压的证据最强，而且降压程度最大。美国心脏协会将快走、慢跑、游泳、骑单车以及在一种椭圆机上运动归类为有氧运动。建议每天做中等强度的运动30分钟，每周最少5次。其他健身房内的器械运动对于降压也是有效的，只是证据没有有氧运动那么强。

根据上述分析，美国心脏协会推荐有氧运动、健身房运动、冥想及生理反馈为降压的辅助方法。使用降压药，加上辅助方法可以降低药物剂量，减少其不良反应。这些辅助方法不仅降血压，还有缓解压力的作用，因此对预防血管硬化及冠心病也是有用的。

降血压的中草药及食物

我们经常从网络看到或听到"××食物有降血压的作用"。事实上，食物是否可以有效降低血压并不清楚，因为还没有系统性地做过人体试验。好在"列选"食物多是有营养的食物，如香蕉、菠菜、蓝莓、草莓、西瓜、三文鱼、燕麦等，本来就鼓励多摄取。

健康食品店内也有不少"降压"草药或香料，种类非常多，有的是经常使用的调味品如大蒜、姜、肉桂。这些草药或香料对降血压可能有用，但问题在于使用量，要使用很大量才能达到降压目的，这并不实用。事实上，每天用一点点来调味，反而更具生活艺术。

第5节 制造有生命的人工血管

主动脉剥离时，外科医生会使用人工血管替换剥离的部分。

人工血管早期都是用化纤物制成，如涤纶、特氟龙、尼龙。这种人工血管置入后，会产生血栓，将血管堵住。涂上肝素，血栓率较低，但仍然有栓塞的麻烦。

和天然血管一样的人工血管

天然的血管腔壁上有一层保护血管、防止血栓的细胞，即内皮细胞。生物医学工程师设法将培养皿中的内皮细胞种植到化学合成的管壁上。铺上内皮细胞的人工血管虽然比纯粹化学人工血管好，但仍然缺乏弹性及舒展性，难抵高压，而且内皮细胞也无法持久。外科医生一直希望能有像人体动脉一样的人工血管，生物医学工程师也想尽办法制造出这样的人工血管。半个世纪过去了，仍是梦想。

没想到，一个划时代的干细胞新发现，使这个希望重新燃烧起来，而且这个梦想有望成真！这个新发现就是利用基因工程将已经分化的细胞转换为干细胞，这种由分化细胞诱导的干细胞在功能上很像胚胎干细胞。

胚胎干细胞来自受精卵。它在母体子宫内经有规律的增生及分化，最终长成胚胎，出生为人。一个胚胎干细胞只要在适当的环境内（试管也可以）就能成长为人。

20世纪末，胚胎干细胞由胚胎分离出来，可成功在试管中培养。培养出来的胚胎干细胞可用来分化为心肌细胞，在培养皿上观察胚胎细胞分化成和心脏一样会跳动的细胞，有一种生命很奇妙的感觉。胚胎干细胞也可以分化为脑神经元、骨细胞、内皮细胞及平滑肌细胞等。胚胎干细胞必须由人的胚胎取得，而要获得人的胚胎做实验，需面临宗教、社会及伦理的严峻挑战，因此进展缓慢。胚胎干细胞的确有很大的医疗潜能，但由于来源受限，发展并不顺利。

动物实验的结果显示可能将已分化的细胞转换回胚胎干细胞，而这种转变依靠基因的表达。至于何种基因可将已分化细胞转回干细胞，并不清楚。

发现万能干细胞

日本京都大学山中伸弥（Shinya Yamanaka）医生决心要找出这些基因。他从200多种基因中一个一个筛选，结果发现4个必要的基因，将这4个基因转录为已分化细胞，就可以将其诱导回多能干细胞。这种受基因诱导的人工多能干细胞与胚胎干细胞的分化功能大同小异，可分化成不同种类的成人细胞。它与胚胎干细胞的差别主要是来源不受胚胎限制，可以来自皮肤的纤维原细胞或血液中的白细胞，可以说来源丰富，而且容易取得。

山中教授的发现轰动全球，许多从事干细胞及再生医学的实验室纷纷加入制造诱导性多能干细胞（induced pluripotent stem cell，iPSC）的研究中。

诱导性多能干细胞（简称多能干细胞）是很好玩的。来自皮肤纤维原细胞的万能干细胞可分化为内皮细胞或平滑肌细胞，真像变魔术，目前已经用于制造人工血管。生物医学工程师已结合建模材料，用万能干细胞分化出来的内皮细胞及平滑肌细胞制造出具有弹性并可抵挡血压的血管！

人造血管需要有一个坚韧的骨架，内含一层内皮细胞可以保护血管，以及多层平滑肌细胞做适当的舒缩。坚韧的骨架靠着两种结缔组织支撑：胶原蛋白及弹性蛋白。胶原蛋白及弹性蛋白是由血管最外层的纤维原细胞制造的，而化学材料无法满足这些条件。最理想的是制造一种与人体内完全相同的血管，但由于血管内三种细胞来源不同，因此在试管中制造起来相当困难，目前还做不到。但是生物医学工程师使用分段的方式，已经制造出和天然血管很接近的人工血管。

接近天然血管的人工血管

生物医学工程师先以具有弹性且坚韧的医用材料制造出类似动脉的管腔，然后把由万能干细胞分化出的内皮细胞及平滑肌细胞种植到管壁上，形成像动脉管壁上的内皮及平滑肌细胞层。这种人工血管的确具有保护作用，且富有弹性，可适当控制血液的压力。

由万能干细胞结合生物医学材料制造出来的人工血管，已可应用于需要透析的慢性肾病患者。因为患者一个星期要透析两三次，每次都需注射大量液体，人体血管容易堵塞，使得透析无法进行。这是经常遇到的困难，人工血管可以解决这个难题。

人工血管的应用不限于透析，也可以用来修补主动脉、冠状动脉、颈内动脉及下肢动脉等。

由万能干细胞制造出来的人工血管有一个很大的好处是：万能干细胞来自患者本人，不会导致免疫排斥反应的复杂问题。

目前人工血管遇到的瓶颈是制造时间长，需耗时一年才能制造出一条血管，因此在医疗应用上颇受限制。

　　人工血管的应用不限于修补主动脉剥离及主动脉瘤，还有益于中小动脉的堵塞。生物医学工程技术已经可以制造不同的血管，仍然还在研发的是制造有生命的人工血管可融入人体的自然环境内。此外，中小动脉有其特殊的生理需求，因此制造起来要考虑的条件比制造有生命的主动脉人工血管更加复杂。

　　这些问题还需要一步一步解决。预期将来会有更适合人体的各种人工血管，可用以修复和治疗各种各样的血管疾病。

第5章

高血糖伤害小血管

·

高血糖的杀伤力

救活糖尿病儿童的奇迹药

小血管的劲敌：高血糖与相关病毒

摄入糖分高的食物后，血中葡萄糖（血糖）增高。在正常状况下，血糖会很快下降，因为胰岛素作用迅速，会将葡萄糖推进细胞内。

葡萄糖是能源燃料，胰岛素产量不足或作用不佳时，葡萄糖进不到细胞内，就在血中循环，产生高血糖。高血糖会伤害细胞，尤其是小动脉的内皮细胞。它一方面刺激小血管增生，另一方面促使小血管细胞老化，增加内部炎症。肾脏内肾小球毛细血管及眼睛内小血管若受到高血糖的损伤，功能会逐渐减弱，严重时甚至引起肾衰竭及失明。

小血管疾病的病因不限于糖尿病，免疫失调、病毒入侵或重金属中毒也会影响小血管健康。

胰岛素药物研发成功后，糖尿病患者得救了。之后又研发出多种口服药，对高血糖的控制更加有效。

甜食往往诱人食欲，现代人的甜食摄入量与日俱增，引发肥胖、代谢综合征及糖尿病等问题。节制甜食、控制体重是防治高血糖最重要的策略，远胜于使用降糖药。

第1节　高血糖的杀伤力

提起高血糖，就得说说糖尿病。糖尿病是人类古老的病症，几千年前印度医书就有记载，并且发明了诊断糖尿病的方法：把一群蚂蚁放在尿液旁边，蚂蚁争先恐后往尿里走，就代表患有糖尿病；蚂蚁转头不理睬，便表示没有糖尿病。但这个方法流传一小段时间就消失了。

自古有之的糖尿病

中国古代医书也记载了糖尿病，并将糖尿病的症状描述得很透彻。《黄帝内经》中提到一种"消渴症"，其症状是多尿、多食、多喝（即"三多"）及消瘦（"一少"），这些都是糖尿病的主要症状。不过当时并没注重尿糖这一症状。

古希腊对糖尿病也有描述，主要是针对多尿。患糖尿病的人会多喝水及多排尿。对古希腊医学家而言，那就像管子排水，水从源头来，经由管子排掉，因此糖尿病在西方医学界称"Diabetes mellitus"，指的就是管子排水的意思。古希腊医书中也没有太重视尿中甜味的问题。

11世纪时，阿拉伯的医书则注意到尿中的甜味，但并不知道甜味从何而来。700年后，德国化学家做了尿液的化学成分分析，发现尿液中含的是葡萄糖。那个时代仍把此病当作是尿中多糖的病，而中文的病名便反映了这个病的历史演变。

后来医学家才发现，糖尿病患者的血液中葡萄糖含量超高，才知道尿中的葡萄糖含量之所以高，是因为血中葡萄糖量太高，葡萄糖会经由肾脏排到尿液中。因此大家终于认识到血糖高才是糖尿病的主凶。

葡萄糖是人体最重要的营养素之一，大部分的葡萄糖来自食物。肝脏也可以制造葡萄糖以备急需。葡萄糖进入细胞内，会经由一系列新陈代谢反应转换成能源，让人工作、思考、学习、运动，包括心脏抽送血液、肠胃消化食物。

既然葡萄糖对人体是如此重要，血糖应该越多越好，为何血糖高时反而会引起身体许多毛病呢？

这个问题要等到20世纪才有答案。

发现胰岛的功能
●●●●●●●●●●●●●●●●●

解开这个问题的是加拿大多伦多大学的一位外科医生——弗雷德里克·班廷（Frederick Banting）。班廷和一位博士生查尔斯·贝斯特（Charles Best）从狗的实验中，确定血糖量是受胰腺中胰岛控制的。胰腺深居于腹部，而且连着一个小岛似的结构，称为"胰岛"。当时已知胰腺的功能是分泌酶到小肠内，帮助小肠消化食物。

胰岛的功能本来不清楚，所以班廷及贝斯特的发现极具创新性。班廷和贝斯特的下一步研究工作是以化学萃取方法由胰岛中分离出控制血糖的物质。他们努力了一段时间，没有太大收获。后来他们请教生化系的詹姆斯·科利普（James Collip）。科利普对此兴趣浓厚，参与分离纯化的工作，终于纯化出一种小分子蛋白质。这个蛋白质果然可以控制血液中的葡萄糖量，他们将其命名为"胰岛素"。这是个划时代的研究成果，是医学界的里程碑，对于生物医学科学及医疗都有深远的影响及巨大的贡献。

通常吃了含葡萄糖的食物后，血中的葡萄糖渐增，2小时后，血糖会恢复到饭前水平。这种有规律的血糖调控，生理学家已经想到可能是受到激素调控，只是找不到这种激素的存在证据。胰岛素的发现正好弥补了这个空缺，解开了血糖调控的机制。

胰岛素的确是激素。没进食时，胰岛分泌少量胰岛素随血液循环；用餐后，胰岛素得到了高血糖的信号，分泌大量胰岛素。胰岛素进入血液循环，将葡萄糖推入肌细胞、肝细胞及脂肪细胞，顿时血中葡萄糖降低，胰岛则减慢胰岛素的生产，血中胰岛素也跟着降低。胰岛素的制造及分泌很精密地配合血中葡萄糖含量，真是天衣无缝！一旦胰岛素的制造及协调出了问题，便无法精细地调控血糖，从而导致血糖升高。血糖过高时，又会伤害到不少器官，引发各种疾病。

儿童糖尿病与成人糖尿病

有研究结果发现，儿童时期就罹患糖尿病，是由于胰岛受到重创让胰岛素产量大减。在血液中循环的葡萄糖量增高，会伤害血管壁的内皮细胞，引起中型血管（冠状动脉）及微小血管的病变，进而影响肾、脑、眼睛及心脏的功能。

当肌细胞得不到足够葡萄糖，便无法产生所需的热能，因此要开启紧急备用能源，即脂肪酸和氨基酸。身体利用它们制造能源的代价是会产生许多酮体，而酮体是酸性的，会让血液酸化。血液维持正常的酸碱性对生命极其重要，一旦血液酸化，生命就会受到威胁。

儿童得糖尿病极为可怜，令人痛心。他们的生命相当脆弱，在未成年便会因糖尿病而死亡。儿童糖尿病患者的心血管也会受到伤害，会出现冠心病、肾脏病及眼病。直到胰岛素被发现后，才改变了糖尿病患儿的命运，下一节将详细描述。

至于成人糖尿病，和儿童糖尿病有很大差别，二者是不同类型。于是医学界将"儿童糖尿病"改名为"1型糖尿病"，而"成人糖尿病"称为"2型糖尿病"。改名的动机是有的儿童得的糖尿病比较像成人糖尿病，后来也证实儿童的确会得2型糖尿病。

2型糖尿病已成为很普遍的慢性病，它是逐渐产生的，早期可以说是无声的（没症状），直到验血才被发现。如果不治疗，它会进展得很快，除了高血糖及尿糖引起的症状（多饮、多尿、多食及体弱）外，还会引发多种器官的功能失调，最后导致肾衰竭、眼睛失明、心力衰竭、神经失调及皮肤溃疡等问题。

2型糖尿病与1型糖尿病的根本差异是，2型糖尿病患者的胰岛是好的，胰岛素的生产没有故障，问题发生在肌细胞、肝细胞及脂肪细胞这三种细胞，是这些细胞对胰岛素反应变得迟钝了。换句话说，这些细胞已经不欢迎胰岛素来推销葡萄糖，对胰岛素产生抵抗。胰岛为了救援细胞，生产更多胰岛素，勉强把小量葡萄糖送入细胞作为能源。但是胰岛过度使力伤到了自身，胰岛素的生产量便不如以前，逐渐减少。这时，血中胰岛素减少，肌肉、肝及其他器官得不到足够的葡萄糖制造能源，因此衰弱无力。

高糖及高油脂的食物确实吸引人，长期大量食用所谓的"垃圾食物"，导致人的体重日增，肥胖的人越来越多。而肥胖会使肌肉及肝细胞对胰岛素产生抵抗。血中的葡萄糖进入不了这些细胞，便累积在血液中，导致血糖超过正常范围。肥胖还会引发血脂异常、高血压，当这些症状都存在时，就称为"代谢综合征"。

高血糖若没有及时治疗，会恶化成为糖尿病前期，最后形成糖尿病。缺乏运动时，身体胰岛素抵抗会加重，加速高血糖的形成。长期高血糖除了增加患糖尿病的概率之外，也会增加冠心病的风险。

高血糖会伤害血小管的内皮细胞

对胰岛素产生抵抗时，不是所有细胞都不欢迎葡萄糖。很矛盾的是需要葡萄糖的肌细胞、肝细胞及脂肪细胞拒绝葡萄糖进入，而只需要少量葡萄糖的，如血管内皮细胞却不抵抗，让大量葡萄糖进入细胞。当内皮细胞内葡萄糖量过高，会扰乱整个细胞的新陈代谢，并且产生一些代谢物伤害内皮细胞。

内皮细胞本来是具保护功能的，但高糖状态将内皮细胞变成促进发炎的细胞，并且会损伤小血管的管壁，造成小血管疾病。

肾脏肾小球内有一种叫作"系膜细胞"的细胞对葡萄糖也不拒绝，让血中葡萄糖趁机而入。细胞内葡萄糖过高时，也会产生一些伤害细胞的代谢物。系膜细胞受损伤时将影响肾小球的功能，造成肾功能失调，最后的结局是肾衰竭，必须依靠透析或肾移植来缓解疾病。

为何体内有一些细胞会对胰岛素产生抵抗，一些细胞反而会增加细胞内葡萄糖量，目前并不清楚，仍有待研究。

血糖高时，对小动脉的伤害最大，造成一些器官小血管疾病。这些小血管病变在视网膜、肾小球及末梢神经最常发生，会导致失明、肾衰竭及手脚感觉失调。

高血糖也会导致中型动脉的血管硬化。

高血糖对血细胞也会造成伤害，引起功能失调。对血小板而言，会刺激血小板增加其凝聚力，增高动脉血栓（如冠心病）的风险。高血糖也会让血中粒细胞功能降低。有人将在高糖环境下的粒细胞称为"懒惰白细胞"，一旦细菌入侵，它们动作慢，抵御细菌感染的能力降低，因此容易造成严重感染。

控制血糖的要诀

血糖值比正常值高，但还达不到糖尿病的诊断标准时，可以称为"糖尿病前期"，这时人体已发生胰岛素抵抗，但还没有糖尿病的多喝、多尿、多食、消瘦等症状。也因糖尿病前期没有症状，很容易被忽视。事实上，若在这个时期把血糖调回正常值，就能预防糖尿病和心血管疾病。

降血糖除了减肥及运动，每天还要严格控制饮食，食用低糖、低热量的食物。根据多年来累积的数据与经验，已经有一些专门为糖尿病设置的饮食重点，其原则是低热量、低糖（碳水化合物）、低脂，就跟保护心血管的饮食法相似，只是要特别注意热量及糖分的控制。

几乎所有的食物都含糖。人摄入后血糖值会升高，但是不同食物升高血糖的差异很大。为了帮助糖尿病患者做出适当的食物选择，20世纪80年代将"血糖生成指数"（GI）作为饮食参考，广受糖尿病患者欢迎，后来也被非糖尿病人群采用。

GI值高的食物，表示含糖量高，食用后会快速升高血糖。GI值在70以上为高，GI值在55以下为低，二者之间为中等。

通过GI值进行食物选择有其方便之处。GI值低的食物包括牛奶及奶制品、坚果、非根类蔬菜。有些水果的GI值偏低，如葡萄柚、樱桃、梨、李子等。有些水果的GI值相当高，如西瓜、荔枝、火龙果等。日常吃的白米饭及白吐司的GI值也相当高。青少年特别喜欢的可乐、薯条等都是高GI食物。

适量食用高GI水果、白米饭及白吐司，搭配低GI的蔬菜、坚果及水果，对血糖是无碍的。营养成分低而GI值高的食物及饮料，建议少吃，最好完全避开。

糖尿病前期可以通过生活方式干预或使用降糖药，最常用的药是二甲双胍类，这类药也用于治疗糖尿病。如果血糖继续上升，除了使用糖尿病饮食配方及二甲双胍药物，还需要口服其他药物治疗，甚至需要使用胰岛素。

血糖的监测

········

控好血糖的一个基本条件是经常测量血糖，也就是做好血糖监测，并根据血糖值调整药物剂量。早期血糖测量都要抽血，然后在医院化验室测血中的葡萄糖含量。糖尿病患者要经常做血液化验，有时一天测好几次，非常不方便。

20世纪60年代想开发出一种居家测量血糖的仪器。制药公司及仪器公司朝这个方向研发。20世纪70至80年代，第一部家用测量血糖的仪器终于诞生。之后继续改良，仪器变小，可握在手心，并且可将结果马上传给医生或护士，以便及时进行药物调整。目前已经有多种家用血糖仪供选择，其最大弊端是每次测量都要扎手指取一滴血置入仪器上。

21世纪开发出一种持续血糖监测系统。这类仪器将含有的微小针管置入皮肤内，可持续不断地测量血糖值。因为针管是插入细胞间隙取细胞间隙液体的葡萄糖，与血糖相似但不尽相同。这类测量仪器不必经常扎手指，对1型糖尿病儿童来说用起来舒服多了。这类仪器还在继续改良中，将来可能同样适用于2型糖尿病患者。

家用血糖仪及持续血糖监测仪对于治疗糖尿病有实际用途，可以增加治疗效果。

为何要测HbA1c

要确定通过饮食、运动及药物是否能稳定控制血糖，需不定期测量血中的糖化血红蛋白（HbA1c）。HbA1c可以简单理解为是黏附着葡萄糖的血红蛋白。红细胞内含有大量的血红蛋白，血中葡萄糖会黏附于血红蛋白上。HbA1c的量和血中葡萄糖量成正比。正常人是4%～6%，超过6%便患有高血糖的可能性。

既然葡萄糖测量越来越简便，为何还需要测量HbA1c？主要原因是血中葡萄糖水平受食物影响大，因此变化大，但HbA1c受食物影响小，比较稳定，因此测量HbA1c可以确定血糖是否已经被有效控制。一般而言，HbA1c在6.5%以下，便说明血糖是稳定地被控制住了。

治疗糖尿病的目标是通过饮食、药物将HbA1c长期控制在6.5%以下。将HbA1c及血糖控制好，心血管疾病问题大减，小血管疾病的发病数会减少得更多！

第2节　救活糖尿病儿童的奇迹药

20世纪20年代，患1型糖尿病的儿童及青少年人数不少。这个病当时没药医，严重时，患者经常会因酮症酸中毒而昏迷。加拿大多伦多大学的儿童医院设立了特别的病房照顾这些孩子。医生及家长都希望班廷医生的研究会带来奇迹。

当班廷宣布已有胰岛萃取物时，大家都很兴奋。但令人失望的是，这个萃取物并没有效果。当时班廷想，萃取物缺乏效果可能是纯度不够。他没有放弃，于是找生化专家合作把萃取物再度纯化，胰岛素纯度大大增加。这个消息又一度令家长及主治医生振奋！

造福糖尿病患儿的胰岛素萃取物

在儿童医院糖尿病病房内躺着14岁的汤姆生，他的糖尿病已经进入末期，在生死边缘挣扎。很幸运，他被选为第一位接受胰岛萃取物治疗的患者。打了一针后，他的血糖在24小时内降到正常，症状也减轻很多。14岁的汤姆生活过来了！这个消息很快传遍加拿大及美国。糖尿病专科医生纷纷向多伦多大学索取胰岛萃取物。萃取物数量有限，只有少数医生获得并很快用于患者，效果都很好。打了萃取物后，患者的血糖迅速下降，症状减轻。

多伦多大学研发的胰岛萃取物供不应求。为了批量生产，他们把技术转让给美国的礼来公司（Eli Lilly），此后产量大增，胰岛萃取物便开始普遍使用。1型糖尿病本来是一种无药可医的绝症，有了胰岛素，患者有了生机，得病的儿童及青少年已经可以过较正常的生活。

分子生物技术快速发展，药厂使用基因工程技术制造胰岛素。这种胰岛素很纯，而且可以大量生产。此后，胰岛素不只是用于治疗1型糖尿病，也开始用于2型，并且使用越来越广。

基因工程制造的胰岛素是以体内天然胰岛素为蓝图设计出来的，其药物作用及药理与天然胰岛素很相似。这种胰岛素注入人体后，30～60分钟开始起作用，4小时作用便消失。这类胰岛素目前仍在使用，不过患者病情因人而异，有的人需要马上起作用的胰岛素，有的则需要作用持久的胰岛素。

事实上，使用胰岛素时要相当小心，因为剂量太高会产生低血糖，引起昏迷；剂量不足则控制不了高血糖。血糖的控制不仅在于药物剂量的高低，和打针时间也有关。为了适应各种临床情况需要，科学家用基因工程改造了胰岛素结构，研发出不同作用时间的胰岛素，有的改造后的胰岛素作用迅速，注入人体仅5～15分钟便开始起作用。

不同类型的胰岛素

目前有不同时效性的胰岛素在临床使用。有短效胰岛素如优泌乐；长效胰岛素（胰岛素作用时间长达24小时）如德谷胰岛素、地特胰岛素及甘精胰岛素；中效胰岛素如诺和灵N，其作用时间介于前两类胰岛素之间。

治疗1型糖尿病一定要使用胰岛素。不同类型的胰岛素可用于不同的临床情况，以减少心血管疾病及因小血管病变引起的肾脏及眼睛严重并发症，使1型糖尿病患者寿命延长，而且可以过正常的生活。

2型糖尿病严重时，也需要使用胰岛素才能控制病情，降低长期心血管疾病及小血管并发症。但也有许多2型糖尿病患者不必使用胰岛素。饮食调整、运动、生活习惯改善及遵医嘱口服药物便可控制血糖。

肥胖及代谢综合征并不需要使用胰岛素。每天吃低热量、高营养的食物，多运动，降低体重，并保护心血管，才是最重要的。若无法通过饮食及运动控制血糖，便需要口服药物帮忙。

口服胰岛素与新型降糖药

　　第一种口服药在20世纪50年代被研发出来，叫"磺酰脲类"。这类药随时间改进，已有第二代药物上市，其中以格列本脲及格列美脲最常用。第二种口服药是目前最常用的二甲双胍。这个药是在20世纪初期偶然发现的。在以动物实验筛选抗生素药物时，发现其中一种化学物质可以降血糖。

　　同时，法国化学家由紫丁香植物纯化出一种可以降血糖的化学物质。这种化学物质跟二甲双胍结构相似，也属于双胍类。法国医生做了临床试验，证明双胍类对降血糖有效，经由法国药物管理局通过后，1950年上市成为降糖药。其他欧洲国家也随之使用，但是美国食品药品监督管理局（FDA）到了20世纪90年代才通过使用。二甲双胍的药理复杂，其降血糖的药理作用机制还不完全清楚，但确定其中一个是能降低肝细胞制造葡萄糖。二甲双胍和别的口服药不同的是它不会引起肥胖。最近研究结果显示其对减肥可能有效。

　　20世纪末，新型降糖药逐步被研发，这些新药的研发都是以标靶的方式进行的。由于基础研究有了新发现，找到了新标靶，才以标靶筛选化学物质，找到有效的药。

　　首先是以α-葡萄糖苷酶为标靶找到的抑制剂。这是一种肠内酶，可将食物中的淀粉分解为葡萄糖，抑制此酶活性，就能减少葡萄糖的产生，进而降低血糖。这类抑制剂的代表药物是阿卡波糖。

一年后，另一类叫"胰岛素增敏剂"的药物上市了，代表药是吡格列酮及罗格列酮。21世纪又以新标靶二肽基肽酶–4（简称DDP-4）制成了新型口服药DDP-4抑制剂。DDP-4抑制剂已经上市的有西格列汀等。最新的糖尿病标靶药是卡格列净，这种新药作用于钠—葡萄糖协同转运蛋白2（简称SGLT-2），使其不再吸收葡萄糖，从而降血糖。这种药还具有降压及减重的作用，能降低动脉硬化及心血管疾病的风险。

治疗2型糖尿病不能只靠单独一种口服药，通常是两种或两种以上药物联合使用。为了患者使用方便，也有将两种药物合在一起制成单一药片的。二合一的降糖药物都含有二甲双胍。

各种口服降糖药都有其不良反应，如何使用以及使用时须注意什么，都应遵医嘱进行。

控制血糖不是短期就可以解决的，而是个长期过程，需要靠意志力及努力来完成。要把血糖控制好，一定要经常测血糖。几十年前，这是相当不方便的，因为要经常去诊所或医院抽血测量。如今，可靠的自动血糖仪已经可以让患者在家自己测量。即使如此，还是要每天测，甚至一天要测好几次，以确定血糖控制在正常范围。

这种努力是值得的，因为它会减轻糖尿病症状，降低冠心病及脑卒中的发生风险，以及减少肾脏及眼睛的并发症。

第3节 小血管的劲敌：高血糖与相关病毒

全身血管的结构及功能有许多相似之处，但从疾病的发生可以看出有不同的地方。高血糖时，微小动脉是主要受害者，比中型动脉受害概率高了好几倍。

全身的血管腔表面都铺了一层内皮细胞。小血管的内皮细胞形状与较大血管的不完全相同，而且呈现生化差异。这些差异给高血糖和病毒以可乘之机，但其损害内皮细胞的方式完全不一样，下面分别叙述。

小血管表达某些病毒受体

肌细胞及肝细胞上表达的受体对胰岛素有亲和力，胰岛素黏上去后，传递一系列信息进入细胞内，让细胞打开葡萄糖的管道，血液中的葡萄糖可以进入细胞。一旦胰岛素含量降低，管道就会关闭，只允许少量葡萄糖进入细胞。

小血管内皮细胞并不表达胰岛素受体，因此不受胰岛素调控。葡萄糖管道开着，血中葡萄糖过高时，便有大量葡萄糖进入细胞内，将正常的代谢搞乱，让其功能失调，导致多种器官功能受损，尤其是肾脏及眼睛。

人体感染某些病毒后，发现小血管内皮细胞遭受病毒破坏，并引起血管炎症及血栓。如人体被新型冠状病毒入侵后，小血管内皮细胞表面居然表达一种叫"ACE-2"的受体，是新型冠状病毒的受体。病毒会黏上这种受体而进入细胞，在细胞内大量繁殖，最后破坏内皮细胞。一旦内皮细胞被破坏，血小板便会在破损处凝聚造成小血栓。

为何小血管表达这种受体？ACE-2的存在应有其生理功能，但目前研究未明。可以确定的是，病毒足够狡猾，在人体内找到可亲和的受体就黏上去。身体上表达ACE-2受体的器官都会受它的攻击，如脑、胃肠、鼻腔都会被病毒入侵，引起脑卒中、腹泻及嗅觉异常。

小血管除了会被高血糖及某些病毒伤害，还会被砷破坏。砷就曾经引起过困扰台湾地区南部的"乌脚病"。

砷中毒引起"乌脚病"

20世纪50年代末期，台南的安定乡出现一种怪病，许多乡民的四肢尤其是双腿皮肤变色、坏疽，最后呈现黑色角化，因此被称为"乌脚病"。流行病学研究怀疑与饮水有关。

调查了地方饮水情况，发现当地居民的用水来自深水井。使用深井的缘故是由于该地区近海，挖浅井，则井水含盐分高，不好喝。

公共卫生团队继续深入研究发现，深井中的水含有大量的砷以及其他化学物质。当地实施饮水改善措施，改为饮用自来水后，"乌脚病"逐渐消失。

砷中毒是引起"乌脚病"的主凶，后来发现该病不是中国台湾地区特有的疾病，世界许多地区都有类似"乌脚病"的流行病。菲律宾、墨西哥、蒙古、罗马尼亚及智利等国，都有类似"乌脚病"的报告。一个共同点是该病流行地区的饮水含有过量的砷，改用低砷水后，"乌脚病"便会消失。

"乌脚病"及类似的下肢缺血病是由于脚部动脉管腔变窄，血流受阻，形成血栓所致。

血栓形成引起血管堵塞的原因还不完全清楚，研究指向砷对小动脉内皮细胞的损伤，阻碍了内皮细胞制造一氧化氮。一氧化氮会保护内皮细胞，抑制平滑肌细胞过分收缩并减少血小板血栓的形成。"乌脚病"患者的动脉虽然有轻微炎症，但炎症并不起重要作用，粥样动脉硬化也不是主要原因。

一旦得了"乌脚病"，药物医治效果并不好。截肢手术是唯一能减少伤口感染的方法。幸运的是，饮水情况改善，除去砷，这个怪病也消失了，这也再一次印证了预防胜于治疗的名言。

巨细胞动脉炎

美国的梅奥诊所（梅奥医学中心）闻名世界，梅奥诊所的专家以精通各种罕见病而闻名。

20世纪30年代，巴亚德·霍尔顿（Bayard Horton）医生碰到一位60多岁的患者，其症状是左边头痛，头皮摸起来也会痛，可以摸到一条发红的血管；左腭也疼痛，特别是吃东西的时候。不久以后，霍尔顿医生又发现另一位年长的男性，症状很相似，但还有视线不明的问题。他做了头皮上动脉的组织活体检查，动脉的中层组织呈现严重的炎症反应，即颞动脉炎。他将这两位患者的临床及病理报告投到《梅奥诊所学报》。刊登后，受到业内关注。

在20世纪40年代，梅奥诊所使用皮质激素治疗各种炎症。霍尔顿医生使用皮质激素治疗患者的颞动脉炎，果然有效。

颞动脉炎的动脉组织检验最具特征的是动脉中层组织出现巨细胞。巨细胞不仅是整个细胞巨大，细胞内还含有多个细胞核。这种动脉炎不只局限于颞动脉，因此最后采用"巨细胞动脉炎"这一病名。

巨细胞动脉炎高龄人多发，50岁以后才会得。患者会发热、疲倦、消瘦，但最具特征的病症是左或右前额头痛，头皮摸起来很痛，以及同侧腭痛，尤其是吃东西时痛，有时会突然失明，头皮有明显的颞动脉炎症，其原因仍然不清楚，但与免疫反应有关。

巨细胞动脉炎喜欢攻击北欧裔的白种人，亚洲人较少见。女性患本病的人数比男性多。大部分人得病时已经70~80岁。

诊断本病最正确的方法是取颞动脉活体做病理切片检验。

治疗方式是尽早使用皮质类固醇药物，最常用的是泼尼松。最近也有新的生物药剂用于巨细胞动脉炎的治疗，如用于治疗类风湿关节炎的托珠单抗，对巨细胞动脉炎也有效。这个药是以白介素-6（IL-6）为标靶的药。白介素-6在炎症反应中扮演重要角色，与类风湿关节炎及巨细胞动脉炎有密切关系，而托珠单抗就是一种白介素-6抗体。

雷诺综合征

当手指及脚趾的小血管经常曝露于低温，或食用冰冷食物时，一般小血管会遇冷收缩，手指变白，但很快就会恢复。然而少数人的手指（及脚趾）对冷刺激敏感。摸到冷的东西，手指会变得很苍白，并且感觉剧痛。

医学上首次发现这种现象的是莫里斯·雷诺（Maurice Raynaud）医生。雷诺是巴黎大学的医学生，在医院实习时，看到几位患者在冷天时手指变白，有的还有小溃疡。他便以这种病症作为博士论文的题材。在论文中，他提出的理论是遇冷时，手指小动脉痉挛，血流不畅，手指因缺氧失去血色。他的想法是正确的。后人将这种病症称为"雷诺病"。

雷诺病是原发性的，并没有伴随其他疾病，以年轻人及女性多见。后来发现，一些免疫疾病会引起与雷诺病相似的症状：遇冷手指变白且疼痛。这些与雷诺病相似的病症被称为"雷诺综合征"。

有的人经常弹钢琴或打鼓，反复的手指震动也会引发雷诺综合征，所以也不全是对冷温度敏感。雷诺综合征是可以预防的。冷天戴手套保持手指暖和，降低紧张，以及避免反复手指震动。

另一种导致手指遇冷变白、变紫的是红细胞抗体。这种抗体对低温敏感，当手指温度下降时，抗体会使红细胞凝聚，堵塞手指末端小动脉，引起缺血及缺氧症状，同时还会伴有贫血。这种在低温下引起红细胞凝聚的抗体被称为"冷凝聚素"。为何这类抗体对低温会那么敏感仍是一个谜，而且消除抗体的治疗不是很成功。幸运的是，这种疾病多发生于冬天，只要保护好手脚，不让其曝露于寒冷中，就会大大减轻症状。

第6章

保护心血管的生活艺术

·

食物是保护心血管的第一道防线

吃糖的艺术

茶、黑咖啡、黑巧克力、红酒

缓解压力和运动有助于保护心血管健康

　　心血管的健康深受食物、生活习惯及身体活动的影响。爱吃肉、少蔬果，高盐、高糖、高脂，对血管伤害明显，血管硬化发生率高，而且出现得早，有的青少年已经有血管硬化的问题了。相反，地中海地区的饮食是多蔬果、坚果、鱼类，节制食用肉、盐、糖类，因此血管硬化发生率低，人的寿命长。

　　食物已经被认为是保护血管的第一道防线。现代人对健康食物的认知增加，也更为讲究，不过有时会矫枉过正，舍本逐末。该如何选择有营养又可以保护心血管的食物，是个重要的课题。

　　对许多人而言，饮食也是一种生活艺术，是精神生活的重要组成部分，如果完全禁食某种食物，并不是理想的办法。最好能养成合理的饮食习惯，一方面保护心血管，一方面能愉快生活。

　　现代人活动量少、工作紧张、睡眠不足，这些都是心血管的"敌人"。维持经常性的运动，适度缓解压力及保证足够的睡眠，是保护心血管的重要武器。运动及解压的方法很多，但在执行上，大多数人需要的是决心及积极性。

第1节 食物是保护心血管的第一道防线

　　饮食习惯与心血管健康息息相关，甚至可以说是饮食习惯决定血管是否硬化。经常吃肉类、油炸食物、精细化食物，以及喝高糖饮料，会慢慢地伤害心血管，造成血管硬化及冠心病。多吃深海鱼、蔬果则能减缓血管硬化，降低得冠心病的风险。然而饮食习惯受家庭、社会及文化的影响，成年人都有自己饮食喜好，要改变谈何容易。古代人因为食物得来不易，没有太多选择，反而没有所谓健康食物与不健康食物的区别，只要是能充饥的食物都是好的。不同文化产生不同的饮食习惯，现在人们开始注意健康食物的重要性，但食物健康与否是很主观的判断。

各国"健康饮食"的差异

　　17世纪有一个关于文化与食物的故事。一位意大利居民叫作贾科莫·卡斯特尔韦特罗（Giacomo Castelvetro）移民去英格兰。这位卡先生很注意食物与健康的关系，认为多吃蔬菜、水果是健康的（很显然是受地中海饮食的影响）。到达英格兰后，他发现英格兰人很爱吃高油脂的肉类及油炸食物，很少吃蔬果。卡先生觉得他们吃得太不健康，就想教育他们，开始推行多吃蔬果和多运动，并教当地人种植蔬果。他还写了一本书叫作《意大利水果、蔬菜及草药》（*The Fruit, Herbs and Vegetables of Italy*）。这本书写得很好，很有应用价值，但英格兰人并没有因此多吃蔬果，还是照常吃喜爱的炸鱼、炸薯条、牛肉、猪肉。

卡先生当时的努力未见成效，却没想到200年后，他的书被美国人视为重要著作，成为推动地中海饮食的重要工具。美国人喜爱肉类、土豆和油炸食物，不常吃蔬果，连鱼虾都少吃。高油、高盐、高糖食物对心血管的确会产生不良影响。20世纪40年代，食物对心血管疾病的影响凸显了！冠心病患病人数激增，成为美国的慢性流行病。

冠心病的流行让流行病学及心脏科专家忧心，他们发动了一系列流行病学研究。首先是一个叫"七国研究"的计划。七国指的是美国、芬兰、南斯拉夫、英国、意大利、希腊及日本。

这七个国家的饮食习惯有差别。芬兰、美国及英国的饮食重肉，少蔬果；希腊及意大利重蔬菜，少吃牛肉或猪肉，多吃鱼；日本则吃鱼多。这个研究的目的是要了解饮食对冠心病发生率及死亡率的影响。通过研究显示，吃肉多的国家冠心病患病率高；吃蔬菜及鱼多的国家冠心病患病率较低。不过七国研究的结果只能作为参考，因为造成冠心病发病及死亡的因素较多，除了食物的影响也可能与其他因素有关联。

紧接着的流行病学研究是"弗雷明汉心脏研究计划"。这是个社区长期追踪计划，可以客观地探索风险因子。追踪结果显示，不健康食物的确会增高患冠心病的风险。英国、德国、荷兰等国的饮食习惯和美国相似，也是多肉、少蔬菜的状态，因此冠心病大增。这些国家也做了社区追踪研究，结果确定不健康的饮食是主要的风险因子。

地中海饮食最健康吗

近年来有几项研究的主题是比较西式饮食与地中海饮食罹患冠心病风险的差异，结果显示前者比后者的风险高。欧美各国开始推行地中海饮食，一时间地中海饮食风靡全球。

地中海饮食源于希腊的克里特岛（Crete）。克里特岛有着悠久的历史，产生了许多传统性的食物。他们的饮食习惯流传到地中海沿岸的意大利。居民三餐吃全谷面包、多种蔬果及坚果；多吃鱼，少吃肉；喜欢橄榄及橄榄油。他们的食物多半就地取材，因地中海沿岸盛产橄榄、各种蔬果，而且这里少牛少猪，但有不少的羊。他们也可摄取多种树上长的坚果。另外很有趣的一点是地中海周围国家自古以来就出产红酒（盛产葡萄），因此午餐及晚餐必备红酒。

对我国居民而言，地中海饮食并没有什么了不起，我们也推广多吃蔬果，少吃红肉，多吃海鲜。虽然不吃橄榄，也很少用橄榄油烹饪，但用的是其他植物油。地中海饮食虽然对心血管健康有益，但不一定符合其他地方的居民口味喜好。

无论是地中海饮食、东方饮食还是北欧饮食，基本原则是相似的：吃足够量富含营养素的食物。因为各类食物营养成分不同，因此要吃多种食物才能摄取到不同的营养成分，如蛋白质、碳水化合物、脂肪、维生素、矿物质及膳食纤维等。多吃含有抗氧化及抗炎功效的蔬果、坚果，还有含不饱和脂肪酸的鱼。避开油炸食物与含化学添加物的食物，少吃红肉，多吃深海鱼。每天热量摄入适量，避免超重及肥胖。

在这里要强调的是，饮食是门艺术，人还是要吃自认为好吃、美味的食物，才会有满足感，如果只为了专注心血管健康而整天闷闷不乐，是不好的。

有益于心血管健康的食物

有益于心血管的食物很多，无法全部描述。下面介绍一些较为普遍的食物。

蔬菜

蔬菜的种类很多，不同蔬菜营养价值不同。人类祖先已流传下一个好习惯：蔬菜不能只吃一种，而是要吃各种不同的。

蔬菜的共同特点是热量少、膳食纤维含量高，并含有维生素、矿物质及植物化学物。植物化学物不是传统的营养成分，但具有抗氧化、抗炎等作用。

台湾地区的营养学家把日用蔬菜分为五大类，目的是让人们比较容易了解如何食用不同种类的蔬菜。这五大类蔬菜中所含的营养成分及其特殊之处如下。

·绿叶类：如菠菜、生菜、羽衣甘蓝等。所有绿叶类蔬菜含多种维生素，其中以胡萝卜素、维生素E、维生素K及B族维生素中的叶酸、维生素B_1、维生素B_2较多。同时含铁、钾、钙、锰，并且含槲皮素等抗氧化成分以及舒张血管的硝酸化合物。这类蔬菜营养价值高，值得多食用。

·十字花科类：如白菜花、西蓝花、抱子甘蓝、白菜等。颜色虽然差异大，但营养成分相似，含大量维生素C、维生素K及叶酸；矿物质中钾及镁含量较高。另外，还含黄酮类化合物、叶黄素、山奈酚等抗氧化及抗炎物质。

·葱类：如葱、蒜、蒜苗、洋葱、韭菜等。维生素中以维生素C、维生素B_1、维生素B_6及叶酸含量较高。矿物质则以钾及锰含量较高。并且含有丰富的有机硫化物及黄酮类化合物。

·豆类：如四季豆、黄豆、腰豆、豌豆、鹰嘴豆、扁豆等，含有较多蛋白质以及铁、钙、镁、锌等矿物质。维生素中以叶酸、维生素B_6

及维生素E的含量较高，并且含类黄酮。由于蛋白质含量较高，热量也高。在经济较不发达的地区，豆类常常被用来代替肉类。

·黄橘红菜类：如番茄、胡萝卜、柿子椒等。其实指的是把不同颜色的蔬菜放在一起，每一种都有其特有养分。在此特别介绍番茄、胡萝卜、柿子椒。

番茄原产于美洲，16世纪西班牙人占领美洲时才将其带到欧洲。意大利人将它当作食物，但英格兰人把它当作是有毒的装饰品。据说当时较富有的人使用锡蜡盘子用餐，锡蜡盘子含铅，使用这种盘子吃番茄时，因为番茄会吸收铅，经常吃番茄便会铅中毒，因此人们认为番茄是有毒的。不过穷人都是用木制食具，觉得番茄味道好，而且无毒。意大利南部较贫困，因此把番茄当作喜爱的食物，后来还以番茄作为比萨的主要成分。18世纪末，大批意大利人移民美国，把番茄和比萨带到美国。于是番茄成为美国人最喜爱的蔬果。

番茄是蔬菜还是水果？当时的美国对蔬菜征税，而水果免税，蔬果商人将番茄当作水果便可逃税。不过后来被投诉，法官将番茄判为蔬菜，以增加国家税收。今日已没有税的问题，因此有人把番茄当作蔬菜，也有人当它是水果。所以叫它蔬果最合适。

番茄中含有维生素C、维生素K及B族维生素，并含有较丰富的钾。番茄中有一种特有的化学物质叫作番茄红素，具有保护心血管健康的功能。

胡萝卜原产于中亚的波斯（今伊朗及阿富汗）地区。原产的胡萝卜呈黄色或紫色，因其味苦，不适合食用。后来经品种改良，去除苦味，颜色也变为橘色。中国自14世纪开始种植，因其形状如萝卜，称之为"胡萝卜"。

多吃胡萝卜有助于改善视力，特别是黑暗视力。这是因为胡萝卜富含β-胡萝卜素，可在体内转化为维生素A。胡萝卜素是相当有活力的抗氧化剂，可抑制氧化引起的血管损伤及动脉硬化。胡萝卜也含大量的钾，对血压有好处。胡萝卜同样富含膳食纤维，可降低坏胆固醇。除此之外，还含有维生素C及维生素K。

柿子椒也叫作灯笼椒，与红辣椒同宗，但柿子椒不辣，有的还有甜味。柿子椒的本色是绿色，因此也叫作青椒，但经过多代种植改良，现在除了绿色，还有红色、橙色、黄色等，它们的营养成分相似，都含有丰富的维生素C及多种B族维生素、钾、锰等，还含有大量的黄酮类化合物、叶黄素，具抗氧化作用。有些人也将柿子椒当水果，因为它可以生吃。

这五大类蔬菜所含的营养成分及植物化学物各有千秋，每种都吃才能达到最好的营养效果。比如每周餐点中都含菠菜、白菜、甘蓝、番茄、胡萝卜、柿子椒、葱、四季豆及大豆制品，就可以摄取不同的维生素、矿物质、植物化学物。当然，每个人喜好不同，重要的是每种都要食用。

有一些不在这五类蔬菜中的，如瓜类（丝瓜、冬瓜、南瓜、苦瓜）等，也都具有营养价值，可以与上述五类混搭食用。

水果

每一个国家都有其喜爱的水果。台湾地区有些水果如菠萝、木瓜、芒果及番石榴都广受大家喜爱，其他如苹果、草莓、蓝莓、猕猴桃、葡萄、樱桃等也常被食用。

曾有健康类杂志做过水果专题，即选出对心血管最佳的10种水果，列在下面仅作参考。

·苹果：常被称为"水果之王"，其营养丰富，有助于降胆固醇，减少血小板活性及维持平滑肌细胞功能。

·杏：富含胡萝卜素、维生素C、维生素E、维生素K、膳食纤维。

·香蕉：含钾量高，有助于降血压，并含维生素C、维生素K及维生素B_6和膳食纤维。

·莓果（草莓、蓝莓、黑莓等）：含维生素C、叶酸、膳食纤维等营养素。

·甜瓜：含有胡萝卜素、维生素C、叶酸，也含钾及膳食纤维。

·葡萄柚：含有维生素C、钾及钙，并含有类黄酮。

·猕猴桃：含钾量高，有助于降血压，并含大量的膳食纤维、维生素C及维生素E。

·柑橘：含大量维生素C，并含胡萝卜素、维生素K、叶酸、膳食纤维。

·桃：富含维生素C及胡萝卜素，还含有大量的膳食纤维和钾。

·木瓜：含大量维生素C、叶酸、钙、镁及钾，并且富含膳食纤维和消化酶。

多吃自己喜欢的水果很不错，但能吃不同种类的水果更有好处。

坚果

地中海饮食中，坚果是重要的组成部分。坚果的营养价值受全球瞩目，已成为常用食物。

坚果指的是树上长的有坚硬果壳的果实，其种类很多，我们食用的多半是种子中的果仁，如杏仁、核桃仁、腰果、榛果、山核桃仁、巴西坚果、夏威夷果、开心果。

坚果与水果的不同之处在于其富含蛋白质、脂肪，因此热量高，不宜过量食用。坚果中也含有多种维生素、矿物质及膳食纤维。各种坚果虽成分相似，但比例有差异，例如杏仁含有大量的B族维生素、维生素E及钙；而榛果含大量叶酸及类胡萝卜素；夏威夷果脂肪含量高，因此热量也高。

山核桃仁和核桃仁形状相似，但不呈脑状。美国得克萨斯州人喜欢用山核桃仁做馅饼，但查看热量时会吓一跳。因为这道点心放太多糖了！吃这种馅饼虽然有山核桃仁的营养，却被高糖毁了！

需要说明的是，花生不属于地中海饮食中的坚果。它与其他坚果不同之处在于它并非长于树上，而是土里，其营养价值也稍有不同。花生含蛋白质和不饱和脂肪酸，其热量高，多吃会增加体重。最近有研究指出，适量食用花生酱对保护心血管健康有益。

坚果虽然很营养，但不同于蔬果，食用时要限量。

全谷类

谷物是食物中最基本的主食之一。它供给碳水化合物作为热量来源。人类几千年来已开发出多种谷物，各地根据气候、水源等都种植了特有的谷类。我国以稻米为主，欧美以小麦为主。其他谷物包括大麦、燕麦、荞麦、黑麦、玉米、高粱、薏米及小米等。

稻米经初步处理成糙米。糙米还保留米糠、胚乳、胚芽及麸皮。糙米口感粗糙，如果把米糠和胚芽也去掉，就是大家常食的白米。最近营养学研究显示，白米营养低，而全谷米、糙米较有营养，因此推荐大家吃全谷米、糙米。把米糠去除只保留内壳的胚乳及胚芽的米叫胚芽米。

面包及馒头也是如此，大家比较习惯吃的白面包、白馒头都是用经过处理后的面粉制作，但最近许多人也因为健康考量开始食用全麦粉做成的面包及馒头。

橄榄

橄榄是非常古老的植物，也是地中海饮食的核心之一。橄榄树生长于地中海沿岸，其寿命长，可活上千年。橄榄是橄榄树结的果实，橄榄榨取的橄榄油可以用于烹饪。橄榄含大量的不饱和脂肪酸及多种维生素，不饱和脂肪酸对心血管有益，因此食用橄榄及橄榄油被认为是地中海饮食的健康归因之一。

牛油果

牛油果原产于墨西哥，当地居民食用牛油果已有很长的历史，每户人家都有牛油果酱。牛油果可压榨成油，牛油果油已成为很普遍的烹饪油。牛油果含有大量不饱和脂肪酸（其中大部分是ω-3不饱和脂肪酸），同时含有多种维生素及矿物质，也含抗氧化成分叶黄素等。

烹饪用植物油

现代料理无论中式还是西式，都会使用植物油。植物油的种类越来越多，不同时段也有不同流行。早期多半使用菜籽油，后来加入了花生油、橄榄油及牛油果油。植物油含有不饱和脂肪酸，有利于降低坏胆固醇。

各种植物油有着共同的营养成分，但也有其独特的味道及个性，依个人喜好使用即可。

肉类食物

牛肉、猪肉及羊肉的营养成分很相似，含有大量饱和脂肪酸、胆固醇、蛋白质及其他营养成分。多吃肉类会增加坏胆固醇及脂肪，让体重增加，因此不要多吃。

鸡肉、鸭肉、火鸡肉的饱和脂肪酸含量较少，可作为主要肉类。食用禽肉应该去皮，因为皮中含有大量脂肪。即使是禽肉也不应过量食用。

鱼虾海鲜

住在距离北极较近的因纽特人极少有血管硬化及冠心病问题，因为他们的主食是深海鱼。在日本沿岸的冠心病发生率较低，也是因为他们吃深海鱼。研究显示，深海鱼中含有大量ω-3不饱和脂肪酸，有助于心血管健康，如三文鱼、鲔鱼、鲭鱼、鳕鱼以及北欧人常吃的沙丁鱼、鲱鱼，都富含ω-3不饱和脂肪酸。在低温急流中生活的虹鳟虽非深海鱼，却含大量ω-3不饱和脂肪酸。深海鱼中除富含ω-3不饱和脂肪酸，还含有蛋白质、维生素B_{12}及钙、镁。有一些深海鱼因受海洋环境污染影响，含重金属如汞，因此不能多吃。

此外，人类较常食用的海鲜还有虾、蟹、牡蛎、扇贝等，其中虾、蟹含有大量胆固醇。胆固醇高的食物曾一度被认为会增高血中坏胆固醇，增加血管硬化及冠心病的风险，但最近研究发现这一想法并不正确，增加坏胆固醇的食物主要是含大量饱和脂肪酸的食物。

食物保护心血管的机制

食物中的营养素如蛋白质、糖、脂肪、维生素及矿物质，都是人体每一个细胞必备的养分，心血管也需要这些营养成分。若要保持心血管健康，必须均衡摄取各类食物。

除了营养素外，食物还供给人体特殊的物质，可降低心血管伤害。综上所述，有两类物质产生的抗血管硬化机制最重要，分别是抗氧化剂及膳食纤维[①]。

抗氧化剂

人体内产生过多活性氧化物（即氧自由基等）时，会引起细胞损伤。人体具备内在的抗氧化酶，可以中和活性氧化物，但是由于活性氧化物产生得太快、太多，内在的抗氧化酶抵挡不了。

经常吃含天然抗氧化物的食物有对抗氧自由基的作用。植物化学物中有不少具有抗氧化效果，如类黄酮、类胡萝卜素、有机硫化物等；维生素A、维生素C及维生素E也具有抗氧化作用；矿物质中的硒也有抗氧化作用。许多蔬果中都富含这些抗氧化剂，常吃含多种抗氧化剂的蔬果，可以保护心血管，降低伤害。

---

① 现在膳食纤维也更多地被列为营养素范畴。——编者注

膳食纤维

食物中的膳食纤维进入肠道后并不会被分解掉，但是可以干扰胆固醇及糖的吸收，并且能防止便秘。食物中膳食纤维含量高的有蔬菜、水果、坚果及全谷物。多食用这些高纤食物能有效降低坏胆固醇，并且能控制血糖，减少血管损伤。

吃鸡蛋会伤害心血管吗

鸡蛋中富含蛋白质、维生素及矿物质，营养价值很高。由于鸡蛋中含大量胆固醇，半个世纪前被认为是对心血管不友好的食物，甚至一度倡导少吃蛋。不过这个想法现已被推翻了。

鸡蛋的胆固醇含量虽然高，但饱和脂肪酸低，对血中坏胆固醇的影响不大，这一理论是根据最新研究报告得出的。人体的胆固醇大部分由肝脏制造，经食物中摄取的胆固醇只占20%～30%。吃太多含饱和脂肪酸的食物（如牛肉及猪肉）会刺激肝脏制造更多胆固醇。美国心脏协会改变了饮食指南，不再把鸡蛋列入伤害心血管的食物名单，于是鸡蛋又回到餐桌上。不过这种理论是根据对坏胆固醇的分析，至于实际上食用鸡蛋是否会增高冠心病风险，并没有更详细的研究，还必须用严格的流行病学及人体试验来证明。

近年来有三个有关吃鸡蛋的大型流行病学研究发表，结果并不一致，于是又引起了争论。

美国研究的报告显示，鸡蛋吃得越多，冠心病的患病风险越高，他们认为一天一个鸡蛋的做法会伤害心血管。而英国的研究显示，并没有发现吃鸡蛋会对心血管造成什么伤害，并不会增加冠心病风险。中国的报告则是：一周吃3～6个鸡蛋有益于心血管，降低冠心病患病风险，而不吃鸡蛋及吃太多鸡蛋都会增高冠心病患病风险！

为何这些研究会有如此大的差异？详细原因还不清楚，但有两种可能性。一种是流行病学研究无法确定因果关系。吃鸡蛋时可能也同时吃培根、香肠、薯条等高脂食物。美国研究说多吃鸡蛋会增加冠心病患病风险，原因有可能不是鸡蛋，而是由于同时吃了高脂食物；相反地，中国发现吃鸡蛋能减少患病风险或许是由于营养补给，强健了心血管。

虽然这三个研究规模不小，但仍无法明确鸡蛋与心血管的真实关系。

目前医学界建议适量吃鸡蛋（水煮蛋或蒸蛋，不加油）。至于一周可以吃多少个鸡蛋，要看整周食物的胆固醇含量。若不吃高胆固醇食物（肉类、虾、蟹等），一周3～5个鸡蛋是不会有问题的。最后仍需要严谨的临床人体试验才能确定上述建议是否安全无虞。

食物是健康的基本要素，好好选择营养及保护心血管的食物很必要。合理搭配，饮食也可以是艺术，是享受！

第2节　吃糖的艺术

大多数人都喜欢甜点、饮料及糖果。人类学家指出，人喜欢吃糖是有进化上的理由的。早期的人类食物得来不易，猎物不可靠，地上的蔬菜及树上的水果来源较稳定，依靠这些食物人类获得了生存及生育的保障。

吃含糖的水果及蔬菜会比较快乐，并且较有冲劲，因为吃糖之后，脑神经元会释放出多巴胺，这种化学物质会使人快活、兴奋。哈佛大学人类学家丹尼尔·利伯曼（Daniel E. Lieberman）在他的著作《人体的故事：进化、健康与疾病》（*The Story of the Human Body: Evolution, Health and Disease*）中就强调"人对糖有深深的渴求"。有的生物医学家质疑人类是否对糖上瘾，就如对酒上瘾一般。

糖成为人类饮食中的重要角色

适量的糖对人体有益，它供给人体需要的热量，并且带来快乐。自然界供给早期人类渴求的糖，天然的水果及蔬菜中的糖是健康的，是人类生存的要素。

甘蔗是含糖量最高的植物之一。早期的人类并没有将其当作食物，而是用来喂养牲畜。2500年前，印度开始将甘蔗中的糖提炼出来，用以加强食物的甜味。此造糖术传入中国，再由中国传到波斯，之后传入阿拉伯国家。当时提炼糖的方法很复杂，因此无法大量生产，于是糖被视为珍品，用量不大，不会威胁健康。

西班牙入侵南美洲时，发现有些国家土地辽阔，因为糖是有利可图的食物，商人看到商机，于是在这些国家开辟农场，大规模种植甘蔗，还利用他们俘虏过来的非洲黑奴做苦工。顿时，糖的产量大增，一般市井小民都买得到糖，蔗糖便开始广泛运用于烹饪，做成蛋糕、饼干、糖果、巧克力及冰激凌等。糖的使用在人类生活中进入了一个新篇章，但也是糖破坏健康的起点。

席卷全球的含糖饮料

20世纪70年代，糖进入第二个篇章。美国中西部盛产玉米，有些玉米种类香甜可口，为人喜爱。从玉米中获取糖浆，味道相当不错，可以用来作为饮料及食品的添加剂。蔗糖在当时价格上涨，而且供应不稳定，于是美国的食品公司改以玉米糖浆代替蔗糖，加入甜点、饮料中，备受欢迎。

玉米糖浆价格低，来源丰富，因此用量越来越多，甜点及饮料也越来越甜。

此后，人们的用糖量与日俱增，成为糖尿病、肥胖及代谢综合征的主凶，也是心血管健康的主要敌人。劝导大众节制使用玉米糖浆及含高糖的食物、饮料已经成为公共卫生部门迫切的课题。

其实糖是否需要加入食物及饮料中是存在争议的，加入食物中额外的糖对健康需求来说是可有可无的。天然水果及蔬菜中便含有足够人体需要的糖，也能满足人对糖的渴望。因此即使有享受甜品的欲望及乐趣，也要注意控制糖的使用量。

美国心脏协会建议：男性每天添加糖不要超过36克，女性不要超过25克。有些专家还认为美国心脏协会的建议值太过宽松，应该再低一些。中国营养学会建议：每天添加糖的摄入量不超过50克，最好控制在25克内。

葡萄糖与果糖哪种比较好

除了蔗糖及玉米糖浆，蜂蜜及甜菜的含糖量也高，常被用作甜味剂。偶尔会听到有人说蜂蜜及甜菜中含的是"好糖"，多吃对身体好，但站在纯吃糖的立场来看，这种说法并不正确，因为甜菜及蜂蜜中的糖与其他糖并没有多大差别。甜菜所含的糖与甘蔗中的化学成分相同，都是蔗糖。蔗糖进入人体后被分解为葡萄糖及果糖，其转换比例是1：1，也就是说若吃了含100克蔗糖的甜菜或甘蔗后，在体内会产生同量的葡萄糖及果糖。

而饮料中常添加的"高果糖玉米糖浆"，这名称给人一种以果糖为主成分的印象，其实不是。玉米糖浆的成分是100%的葡萄糖，但这种纯葡萄糖的糖浆味道不吸引人，因此要加入等比例的果糖，虽然加了"高果糖"，但进入人体后，果糖的比例和吃蔗糖产生的果糖比例是一样的。

那么蜂蜜中的果糖含量是否比较少呢？也不尽然。详细的糖分分析结果显示，蜂蜜中主要含两种糖：果糖及葡萄糖，而其比例是43%果糖比49%葡萄糖。因此，果糖的成分也不低。

葡萄糖及果糖在细胞内有不同的新陈代谢路径，对健康也有不同影响。葡萄糖是细胞动力的主要来源，进入细胞马上被代谢，因此不易累积或储存于细胞内，也不易转变为脂肪酸储存于脂肪细胞。果糖在细胞内只有一小部分会被转化为葡萄糖供应能源，大部分果糖则转化为脂肪酸。脂肪细胞内储存大量脂肪酸时就会引发肥胖。一部分果糖还会被转化成尿酸，增加痛风风险。吃太多果糖，对身体尤其对心血管来说是一种伤害。

全民减糖策略

禁糖很困难，而且不见得明智。虽然可降低血糖、有助于减肥，但会造成精神上的负担。而过分随性吃高糖食物、喝高糖饮料，毫无疑问必须避免，其对健康造成的伤害不言而喻。

有一种满足对糖渴求的方法是选择精美的甜品，吃小块就好。避开糖果、饼干、甜度高的饮料。烹饪时不加糖，平时以水果代替甜品。早餐时不吃高糖分的甜品。

想单靠个人意志减糖不容易成功，因为喜欢吃糖是人的一种本能，已有数万年的历史，要改变这种习惯非常不容易。欧美国家爱吃甜食，高乳高油的糕饼点心已造成全民健康问题，单单劝导少吃糖，作用并不大。

有些国家想出让大众减少喝含糖饮料，其中一种策略是提高饮料税，间接使含糖饮料价格提高，儿童及青少年无法随意喝到。甚至还有国家提出学校及医院不能贩售高糖饮料。有些国家直接与食品制造商商议减少食品中的糖分，制定添加糖上限；或是要求制造商在糕点及饮料上清楚标示出含糖量、成分及热量比例。

还有一种做法是减少广告投放，特别是夸张的广告。而根本做法则是教育人民有关添加糖对健康的危害，以及指导大众如何减少用糖。

吃糖及喝酒有其相同之处。少量时有益，但过量就会造成健康问题，也给家庭、社会带来巨大的负担。如何避免摄入过量的糖，是世界各国都需要努力解决的问题，这也是21世纪的重要健康课题。期待全民减糖策略有所成效，才能打败肥胖、糖尿病、代谢综合征，以及由此带来的心血管疾病。

第3节 茶、黑咖啡、黑巧克力、红酒

茶、酒及咖啡都有千年以上的饮用历史。早期人类将茶当作草药，将酒作为祭物，用咖啡来提神。现代人则更多地将茶、咖啡及酒作为社交的点缀物。近几年，茶、咖啡及酒还被当作养生之物。绿茶、红酒及黑咖啡成为抗糖尿病、心血管疾病及脑退化的辅助品。

最近研究显示，适量饮用茶、酒及咖啡的确与降血糖及维护心血管健康有密切关系。

各种茶饮

茶起源于中国。有个传说是神农氏在偶然间尝到茶叶的苦甘味，做成药饮。在公元前3至公元前2世纪就有关于茶叶的文字记载，当时茶叶是用作草药。

茶本来是很贵重的物资，不是一般人喝得起的，直到唐朝才大众化，而且传到日本。当时的茶都是绿茶，而且做成茶饼。明朝时，废茶饼，改用散茶叶。除了绿茶，也有了红茶。清朝时，茶叶销到欧洲，特别是英国，而且英国人在锡兰（现今斯里兰卡）成功种植了茶树，茶开始在英国流行，后来还有了下午茶的习惯，茶成为英国必备的饮料。

中国台湾地区的民众喜欢乌龙茶，日本人喜欢绿茶，英国人喜爱红茶。乌龙茶及红茶是根据泡出来的茶的颜色命名的。英国人又将人工处理后的红茶命名为"Black tea"。

中国传统制茶的方法很多，一共做出6种茶，除了绿茶、红茶，还有青茶（乌龙茶）、白茶、黄茶及黑茶（代表是普洱茶）。绿茶是未经发酵的，白茶和黄茶是轻发酵的，红茶是完全发酵的，黑茶是后发酵的，乌龙茶则是部分发酵的。

茶的种类除了以颜色区分外还以地名分类，如杭州龙井、安溪铁观音、台湾南投冻顶茶等。英国有种很有名的红茶叫作格雷伯爵茶。

茶的种类让人眼花缭乱，但茶叶都是来自茶树。茶树起源于中国西南部，因此其拉丁名就叫作中华茶树（*Camellia Sinensis*）。茶树分布全球，由于气候、水分、土壤等因素的变迁，树种产生了演变，有的茶叶适合制绿茶，有的适合制红茶，有的则适合制乌龙茶。

虽然茶的品种及商品名很多，但茶叶含有的营养成分及植物化学物则没有太大差别。茶叶中的主要营养成分有维生素C、维生素B_2、钙、镁、铁、锌、氟等。比较特别的是茶叶含有不少多酚类化合物，主要是黄酮类、茶素类、酚酸类。其中儿茶素含量最高。制造茶叶时经过发酵等处理过程，也会影响多酚类的比例，所以绿茶未经发酵，儿茶素成分特别高；红茶中的儿茶素会在发酵过程中被破坏掉；乌龙茶含的儿茶素则居于二者之间。这三种茶都含有黄酮类化合物，这些物质的主要作用是抗氧化，降低自由基对基因及细胞的伤害。绿茶、红茶及乌龙茶的抗氧化力实际上相差不大。

绿茶含有丰富的EGCG，这是一种儿茶素，具有抗氧化及消炎功能。因此绿茶一度被认定特别具有保护心血管健康和控制血糖、血脂的效果。近几年来的流行病学研究发现，经常喝绿茶、红茶或乌龙茶的人，有助于降低心血管疾病的风险，三种茶的功效并没有太大差别。

虽然绿茶的EGCG含量高，但在两三杯茶中量很少，起不了大作用。所以每天喝乌龙茶、绿茶或红茶，对保护心血管健康、降低冠心病及脑卒中的风险是有益的。但究竟每天要喝多少杯茶，对于这个问题目前没有答案，因为每个人泡茶方法不同，这也会影响茶中多酚类物质的含量。一般建议是每天喝3杯茶。喝茶时要注意茶中含有咖啡因，喝太多会影响情绪及睡眠。

黑咖啡

咖啡豆最早是在非洲的埃塞俄比亚被发现的。咖啡具有刺激精神的作用，早期多用于宗教仪式，让人不至于在仪式时打瞌睡。15世纪时，也门地区的摩卡（Mocha）首次将咖啡豆做成饮料，就是今天的咖啡饮料。

咖啡很快传到其他伊斯兰教国家，如土耳其。18世纪初，咖啡又经由威尼斯传入欧洲大陆。意大利人将咖啡艺术化，将咖啡传到北欧各地。北欧国家冬天严寒，喝咖啡特别有情调，因此当地人非常喜欢咖啡，成为全球喝咖啡最多的地区。

17世纪后期，咖啡传入北美。美国人会喜欢咖啡，据说是因为英国对美居地增加茶税后引起公愤，当地人开始拒喝茶而改喝咖啡。美国人重视生活效率，不讲究咖啡艺术，所以咖啡较淡。美式咖啡虽然没有意大利咖啡或土耳其咖啡讲究，但美国人很会经营咖啡店，制造出年轻人社交的场所。

咖啡豆的种类很多，通常以出产地命名，如哥伦比亚咖啡、牙买加蓝山咖啡、印尼曼特宁咖啡等。煮出来的咖啡香味、酸度各有差异，但其所含的植物化学物及营养成分很相似。

全球的咖啡豆皆来自三种咖啡树：阿拉比卡（Arabica）、罗布斯塔（Robusta）及利比卡（Liberica）。这三种树产出的咖啡豆成分相似，差别不大，都含有B族维生素、镁、钾及锰等。不同来源的咖啡豆含有绿原酸、奎宁酸及二萜类化合物。双萜化合物以咖啡醇为主。

这些植物化学物具有抗糖尿病、癌症、心血管疾病、帕金森病及阿尔茨海默病等作用。咖啡含有丰富的咖啡因，咖啡因有提神醒脑的作用，失眠者要控制饮用量。

流行病学研究显示，喝咖啡的人患心血管疾病的风险及死亡率比不喝咖啡的人低。但也有研究发现，喝咖啡的人血中坏胆固醇反而增高，而且有患癌风险。后来发现这和咖啡的泡法有关。

法压咖啡及土耳其咖啡没有把煮熟的咖啡过滤掉，因此所有植物化学物都会出现在咖啡中，包含大量的咖啡醇。咖啡醇会增加坏胆固醇，而且有致癌作用。但意式浓缩咖啡或美式咖啡就没有这些不良反应，因为咖啡醇会被过滤掉。

相较之下，黑咖啡（不加牛乳或糖）更健康，而意式拿铁或卡布奇诺中含有牛奶和糖，因此要特别注意热量。

喝咖啡要适量，而且有的人对咖啡因较敏感，一天一杯就够了，也有的人似乎完全不受咖啡因影响，可以多喝几杯。最近的研究报告则建议每天喝咖啡不要超过4杯。

黑巧克力

巧克力风行全球，之所以受人喜爱是因为它含有可可、牛奶及糖，这三种成分配合起来香甜可口，令人上瘾。

可可取自热带植物荚果中的可可豆。中南美洲原住民发现可可豆，并将其做成药饮。19世纪末期，头脑灵活的瑞士人丹尼尔·彼特（Daniel Peter）才将可可做成食物。他把可可粉与牛奶、糖混在一起，做成块状。后来鲁道夫·莲（Rodolphe Lindt）将其改良，使其较软而且可口。当时的巧克力、牛奶和糖含量较高，而可可成分在20%左右，因此叫作"牛奶巧克力"，很快就传到欧洲各地及北美洲。

牛奶巧克力的健康价值不算高，因为其中主要成分是牛奶和糖。实际上，可可的营养价值比较高，它含有保护心血管的类黄酮。

近几年黑巧克力开始吃香了，因为其中可可成分高达70%。流行病学研究及临床试验对黑巧克力（含70%以上可可）的评价是正面的。适量的黑巧克力可以降血压，增加内皮细胞功能，降低血小板凝聚，同时它会增加对胰岛素的敏感性，具有降血糖的作用。因此，每天吃点黑巧克力对心血管健康有一定益处。

但要注意的是，黑巧克力含有饱和脂肪酸及糖，因此热量颇高，不能多吃。一般建议一天吃黑巧克力不要超过30克。

红酒

考古学家从中东美索不达米亚（Mesopotamia）的两河流域发掘出一瓶红酒，估计是3000多年前的遗留物。因为两河流域盛产葡萄，葡萄放久了，会自动发酵变成红酒，可以想象当时的家庭就已经能自家酿酒了。

后来红酒成为地中海地区每天必备的饮料。法国人将喝红酒当作是生活的艺术，同时将红酒品牌化，成为收藏品。

　　红葡萄酒与白葡萄酒的营养成分相似，但前者含有较多抗氧化物，尤其是白藜芦醇。白藜芦醇对心血管具保护功用，可以抗炎。这两种葡萄酒的酒精含量相近。

　　目前建议：每日葡萄酒一杯（年龄65岁以下可喝2杯）、啤酒一瓶或一罐、烈酒一小杯[①]。

　　红酒的心血管保护作用真的比其他酒好吗？目前没有明确答案。红酒是因白藜芦醇含量高而著名，但白藜芦醇在葡萄及其他水果中含量更高，多吃水果就可以达到目的，不一定饮酒。

　　喝酒的问题在于容易上瘾，且酒喝过量对心血管反而有害，还会伤害肝及脑，因此不推荐把酒当作养护心血管的手段。

---

① 最新中国居民膳食指南里建议：成年人如饮酒，一天饮用的酒精量不超过15克。——编者注

第4节 缓解压力和运动有助于保护心血管健康

现代人工作紧张、家庭生活繁忙，加上精神上的重担往往带来越来越大的压力。有些人适应力强，有办法纾解压力，但有些人就无法排解。

压力累积会产生一系列症状，如失眠、焦虑、头痛等，甚至会产生抑郁症。最近医学研究也确定了慢性精神压力会加速血管硬化，增加血小板凝聚力，并且提高急性心肌梗死的发生率。精神紧张及压力已经与"三高"并列为心血管健康的主要风险因子。

心理压力对心血管的影响

压力过高时会经常刺激交感神经，分泌肾上腺素。肾上腺素使小动脉收缩，因此血流减慢，血液无法将足够的氧气及营养物质运送到心脏，引起功能失调。

另外，慢性压力会刺激脑中掌管感情的一处像杏仁般大小的组织——杏仁核，经由激素作用，最终分泌大量的皮质醇到血液中。皮质醇会引起高血压，升高血糖及血中坏胆固醇，因此增加血管硬化及冠心病的风险。

最近一项研究发现了精神压力的新机制：精神压力刺激杏仁核，经由神经将信息传递到骨髓，加快白细胞制造。结果血中引起炎症的白细胞数量增加，并且因为炎症是血管硬化及冠心病的主推力之一，所以患心血管疾病的风险也随之增高。

生活紧张的时候，听音乐，看电影，做有兴趣的事如种花、看书等，有助于达到解压的效果。但有些人则是以吸烟、喝酒来减压，虽然得到一时之快，却没有真正的缓解压力，反而给心血管带来伤害。

退休的年长者虽然已经没有紧张工作引起的压力，却经常因孤单、无聊或慢性病痛而带来精神抑郁及压力。这是现代社会必须面临的问题与挑战。解除孤单及无聊的一个好方法是参加团体活动，如公园内做早操或跳舞、打打球，与朋友相聚聊天。有些年长者在医院、图书馆及慈善机构当义工，这些对缓解压力也相当有帮助。

解除压力的关键是要了解压力来源，然后尽量将压力从源头去除。有些工作上、家庭内及感情的问题是可以解决的，但有些压力无法消除，要依赖一些减压手段，其中以运动最为重要。运动不仅有减压作用，对心血管健康也有保护作用。根据近年大规模的流行病学调查研究，发现经常运动还会延年益寿！

运动是减压法宝

适量运动会让微血管扩张，红细胞的氧气容易渗入组织细胞中，以增加氧气供给，同时运动还会维持心脏的动力，能比较有效地将血液泵入动脉，借此降低血压。这意味着心脏要靠人的运动及活动"加油"，而血管在一定程度上也靠运动及活动舒张。

首当其冲的是肌肉运动。运动时耗氧量增加，这个信号传到神经，心跳加快，心肌细胞收缩得更有力。为了补充足够的氧气给肌肉，血管舒张可以增加氧气传送。

运动带来的附加福利是增加葡萄糖的利用，供给肌肉运动所需，因此运动有助于降低血糖浓度。运动还能减少血中坏胆固醇，增加好胆固醇，造成双赢的局面。

运动还会增加脑循环，让人觉得爽快，不容易抑郁。但运动不宜过于剧烈。剧烈运动使氧气补给不足，反而增加冠心病的发生率。事实上，剧烈运动带来的急性心脏病发作并不罕见，年长者运动尤其要注意安全，避免跌倒。

运动种类很多，为了方便介绍，这里分为两大类。一类是不用上健身房的户外运动；另一类则是要利用健身器械的运动。这两大类运动都有益于心血管健康，可按照个人喜好选择。

不需要特殊健身器械的运动有快走、慢跑、游泳、骑车、打球等。快走已成为很受推荐的运动，尤其是对于年长者。有一个口号是"一天万步，不用看心脏科医生"。经常有人强调要用力走，但最近研究显示走得快慢并不重要，重要的是累积或持续的时长。

另一种受推崇的运动是游泳。游泳是全身性运动，所有肌肉都运动到了。但游泳有一个问题很不容易解决：游泳池水经常不清洁，所以有可能因病菌感染而得病。

最近世界各国兴起古老的健身养生运动，如太极拳、瑜伽等。

至于健身房的运动，因为器械很多，一般人较常用的有两类：有氧运动机如跑步机与椭圆机，以及抗阻运动机。

跑步机很普遍，容易使用且速度可以调节，但对年长者不太适合，因为使用不当容易发生意外而跌倒。比较推荐的是椭圆机，它的操作需要训练，一旦习惯后便可以自己调控。这个运动是上下肢都参与，消耗热量较多。至于抗阻运动机主要是锻炼全身肌肉。

一般建议有益心血管的运动时间是每天至少30分钟，一周至少5天，也就是一周至少要运动150分钟。

慢性精神压力与失眠

　　慢性精神压力会造成躁狂症及抑郁症，这时要去看专科医生。有些药物可帮助放松，对于躁狂症有效。而抑郁症则需要另一类减少抑郁的药物。这些药物多半都有不良反应，使用时要小心。

　　工作及生活上的压力常常使人无法安眠。长期失眠会增加动脉硬化的风险，并容易得冠心病。失眠为何会增加动脉硬化？睡眠不足时，影响了下丘脑的生理功能，导致下丘脑激素信号通路紊乱，骨髓制造白细胞的作用受抑制，出现单核细胞及中性粒细胞增高。而这两种白细胞有促进动脉硬化的作用，其增高时会加速动脉硬化。

　　失眠的治疗要先从减压做起，当各种减压方法皆尝试无效时，就应该就医，并遵医嘱用药。

第7章

保护心血管的愿景

·

基因编辑与心血管保护

人工智能加强心血管保护

肠道菌群与心血管保护

健康的血管老化

　　21世纪的生物医学技术突飞猛进，这些技术包括基因编辑、大数据分析、人工智能等，均已应用到心血管的研究。

　　基因编辑可以选择性地剔除伤害血管的基因；人工智能则可以有效地找出新的风险因子及疗法。

　　另外，大肠内居住着一群与人体互动的细菌，即肠道菌群。这些细菌的代谢物不仅可调节肠道功能，还能保护心血管。所以保护好肠道菌群也是保护心血管的重要策略。

　　至于老化问题引起的心血管功能改变，有的来自内在老化因素，有的则是因为高龄生活方式改变，由营养不良、运动不足、精神抑郁所致。

　　高龄人群的心血管保健是21世纪人类的重大健康课题，只有了解老化对心血管功能的影响，才能研发出更有效的预防及治疗方法。

第1节 基因编辑与心血管保护

人体的2万多个基因带着许多与生命相关的信息，不允许有任何差错。一旦基因产生突变，就可能引发遗传疾病。

基因是由一系列碱基对组成。4种类型的碱基的英文缩写为A、T、C、G。基因是这4种碱基的不同长度和顺序的字符串。每一个基因都有一定的DNA成分、数目及顺序，一点都不能有错。有些严重的遗传疾病就是因为基因中的DNA的一个位点发生突变（例如A变为C），便会制造出不正常的蛋白质，从而产生病变。

遗传学家早期就梦想把突变的核苷酸重新编辑，使基因恢复正常，但苦于没有合适的技术，梦想难成真。

由细菌的免疫机制开启基因编辑研究

20世纪70年代后期，分子生物技术发展迅速，可以在细胞内做基因的修正，但技术相当复杂，无法用于动物或人体。20世纪末，细菌学的研究在无意间发现了细菌的细胞内有一种内在的基因机制，可以将入侵细菌的病毒基因剔除，以保护细菌安全。这种细菌的自卫机制被应用于动物或人体基因的修补时，就产生了划时代的基因工程，又叫基因编辑。

基因编辑的发现是偶然的。20世纪80年代，世界上有几个研究细菌基因的实验室相继报告有一种特异的DNA序列，但不知其功能。后来美国国家卫生研究院的一位学者分析，发现这种特异的DNA序列是细菌的免疫机制，用来杀死入侵的病毒，而入侵细菌的病毒叫作噬菌体。

这个假说终于用实验得到证明。这段特异核苷酸序列连带着一种酶可分解病毒，将其消灭。细菌使用特异核苷酸序列黏住病毒，然后使用酶将其分解。整个消灭病毒的系统缩写为CRISPR-Cas9。

CRISPR-Cas9的免疫机制存在于不同种类的细菌中，可以说是较单纯的原始性免疫。哺乳动物没有这个系统，因为哺乳动物的免疫已变得复杂，需要多种细胞及蛋白质的参与才能有效地进行。由于这个消灭病毒的机制局限于细菌，所以有关此项新发现的研究发表在微生物学的专业期刊上，因此没有很快地被应用到修饰DNA的技术中。

十多年后，分子生物学及细胞生物学家才以基因工程技术建立可用于修改动植物及人类细胞的基因。这一套技术容易使用，而且可以针对需要修饰的基因，因此很快应用于基础医疗及农业的转译研究。

这些研究已有相当丰硕的成果，除了了解基因的功能外，已经成功应用在遗传疾病的治疗以及农作物的改良上。这个技术刚研发出来时，是设计切除一小段的DNA，如今已经进步到可以只修改一个核苷酸，是名副其实的基因编辑。

基因编辑应用在疾病治疗上进步神速，已经有几种基因编辑疗法进行三期临床试验，其中以治疗先天性贫血（地中海贫血症及镰刀型细胞贫血症）及黄斑性眼病为目标。期待这些临床试验能获得成功，带来新疗法！

基因编辑技术虽然可以精准地修饰发病基因，但也可能动到其他部位的正常基因。这种忧虑并非无中生有，最近已有这方面的文献报道。

增进心血管保护的基因编辑

心血管受到基因保护，但有些血管细胞中的基因表达是在伤害血管。保护基因与伤害基因形成一种抗衡状态，一旦伤害基因表达胜过保护基因，便容易发生动脉硬化及心血管疾病。

最近研究发现了一种新的基因会破坏血管，叫作PCSK 9。这个基因会促进炎症细胞活性以及炎症因子的产生，还会增加血中坏胆固醇，而这个基因在肝脏内表达高。研究者在小鼠体内以基因编辑技术将肝脏内的基因删改后，小鼠血中坏胆固醇降低，让血管不会受高脂食物伤害。

　　小鼠的实验结果带来了令人兴奋的期盼。期望不久的将来可以使用基因编辑方法将人体内会伤害心血管的基因删除，就可以将坏胆固醇降低，不必再吃药，也不必忌讳肉类食物，可以说是生活上的解脱！然而，这个期待虽然不是空想，但也没有那么容易实现，还需要技术上的改良。

第2节 人工智能加强心血管保护

超过半世纪的大型社区流行病学研究积累了大量宝贵的数据，其中包含了基因、生化及免疫指标等数据，数据量庞大到超出人的分析能力。近年来人工智能的迅速发展，给心血管研究带来了新希望。

人工智能使用旨在教授电脑分析大数据，找出新的风险因子和新的心血管保护方法。人工智能依赖心血管专家的知识，以心血管健康的需求及保护策略为目标，写成电脑程序，教电脑分析大数据。电脑学会之后，会青出于蓝而胜于蓝，可以说学生的能力超过老师！

人工智能依赖高品质的数据。而目前的相关数据都来自严格设计的社区性研究计划、临床生化及基因分析，非常可靠。这些大数据的确深藏宝贵的信息，适合用人工智能去发掘。最近有一个人工智能发掘出心血管疾病新风险因子的案例，显示出人工智能的厉害！

人工智能应用于心血管健康

······················

为了了解美国不同种族的人的血管硬化风险因子，美国国家卫生研究院主持了一个"动脉粥样硬化多种族研究"（简称MESA）。该研究由六个大学在其附近地区设立研究站，这些研究站分布在美国多个地区。这些研究站负责招募志愿者参与，并做检查及追踪。

该研究是2000年开始的，两年内招募了6000位志愿者，其中有白种人、非裔（黑人）、西班牙裔（墨西哥人为主）及华人。参与者的检查及追踪都根据标准化的作业程序，因此数据可靠。在追踪期间经常增加新的检查指标，数据庞大且内容丰富。最近则使用人工智能训练电脑分析大数据，首先精选了700多个指标，除了血液检查指标外，还有超声影像及X射线断层扫描。研究人员使用不同的计算程序，训练机器分析这700多个指标与心血管疾病的关系。

分析结果除了确定已知的风险因子不分种族，并且发掘出冠状动脉新风险因子，其中"钙化"被认定为相当重要的心血管疾病预测指标，还发掘出血中炎症因子在预测冠心病的重要性。该研究可以说是心血管人工智能的开端，奠定了人工智能用来加强心血管保护的基础。

除了应用于寻找新的风险因子，人工智能的另一个强项是解读心血管影像，并且加以自动化。心血管影像技术已被广泛应用于临床诊断的有两类：冠状动脉钙化积分法及冠状动脉计算机断层扫描血管造影。另两种也逐步应用于临床诊断：磁共振冠状动脉造影（MRCA）及正电子发射断层扫描（PET）。训练电脑解读影像及钙化都相当准确，已经可以自动化解读。不久的将来，或许不需要等待放射科医生解读了！

冠状动脉钙化积分法就是用人工智能准确解读较细微的钙化并记分。这个技术有助于早期预测心血管疾病。它最大的好处是可以早期开展预防工作，阻止血管破坏，保护心血管健康。

人工智能也已经应用于心电图及心脏超声的解读上。或许经过良好的训练，这些机器会成为专家，而且其解读较一致，不会出现差错。目前看得到的人工智能在心血管健康及疾病的应用上只是冰山一角，其前景不可估量。

医学界其实盛传一个颇具有讽刺性的笑话："有一天人工智能会取代医生，放射科医生会找不到工作。那时候每个人身上携带一个晶片，机器解读后便可知百病，也可做适当预防。"就目前来看这或许仍是天方夜谭。事实上，机器训练需要靠医生。医学研究出来的成果及数据日新月异，进展速度超快，但还是需要具有丰富专业知识的人（医生或科学家）经常训练机器，才能确定人工智能"有真智慧"！有创意的医生是不怕被机器代替的。

人工智能助力心血管精准医疗

人工智能的一个很重要的产物是加强个性化精准心血管保护。

每一个人的心血管情况不同，得血管硬化的风险差异很大。这些差异来自每个人不同的基因表达、饮食习惯及生活工作压力，因此在预防及治疗上也应该个性化。

个性化预防及治疗的观念在百年前就有人提起，但当时缺乏有效的方法，实际实施相当困难。到了20世纪末期，确定了心血管疾病的风险因子后，个性化预防再次被启动，而且已经有显著成效。譬如说，血液检验发现了坏胆固醇值超高时，便使用药物将其降低，减少心血管疾病风险。血脂正常的人则不必吃降血脂的药物。降血压及降血糖也是如此，是根据血压及血糖检测情况决定是否用药。

基因分析及基因组测序技术的突飞猛进，进一步提高了个性化预防及治疗的精准度，而个性化医疗有一个新名称——精准医疗。精准医疗源于癌症的治疗。本来以为每个癌症的临床表现差不多，因此早期是使用统一的治疗方法。基因分析发现这个观点并不正确。同一种癌的基因突变不同，因此癌对药物的反应也因人而异。在此以肺癌为例说明。

一旦诊断为肺癌，治疗方法几乎模式化，每个患者大致相同。但基因分析及测序发现，每个人患肺癌的基因突变是不同的。首先发现的是一种生长因子基因的突变，这种基因叫EGFR（即表皮生长因子受体）。

基因突变使得癌细胞增生加速，癌症快速恶化，而且转移到其他器官概率增高，死亡率也加大。

制药公司以EGFR为标的研发出一种药，这种药对有基因突变的肺癌有效，但对没有基因突变的肺癌并没什么疗效。这种基因突变在欧美人群中不常见，因此药物使用率不高。但对亚洲人群来说，这个药带来生机，亚洲肺癌患者有这种基因突变的比例较高。这个标靶药对有这种基因突变的肺癌疗效很好。有不少肺癌患者服药后癌细胞完全消失！这就是精准医疗的开端，也是标靶药的典范！

个性化精准医疗并不限于癌症，个性化心血管健康保护研究也已进行多年。个性化的预防是根据血中生化指标来进行的。当血中坏胆固醇值超过正常值时，便通过食物及药物将其降低，反之则不用治疗。

这种用生化指标来做精准的个性化预防的方法已经有了亮眼成果。进一步是以基因为指标，进行个性化精准医疗。大型心血管疾病基因组测序分析找到一群可疑的基因，但尚无法找出引起心血管疾病的基因突变，因此无法以基因为标的进行个性化预防及治疗。显然心血管疾病与癌症不同，它不是因为单一基因突变引起的，有可能是几种基因同时突变或是一种稀有基因突变引起的，也有可能是基因内非基因的核苷酸变异所致。

另一种想法是，患心血管疾病是因为失去了保护基因。探讨这个问题时，有研究者对没有患心血管疾病的年长者产生了兴趣。他们的想法是这些从不受心血管疾病困扰的人体内可能存在保护基因。研究仍在进行中。

　　基因组测序的数据很庞大，加上临床及生化数据，整个数据资料库超大，需要人工智能相助。人工智能加上精准医疗，将会是21世纪的医学革命，能使心血管保护更上一层楼，前景相当可观！

第3节 肠道菌群与心血管保护

细菌一直被认为是人类的公敌，至今仍然是许多疾病重要的病源。的确，细菌引起的瘟疫给人类带来的死伤经历惨痛。许多人因细菌感染导致肺炎、脑炎等疾病死亡。这些病原菌来自体外，趁人体免疫力减弱时入侵。由于病菌来自自然环境，所以人类养成了以化学物质杀菌的习惯。事实上，自然界中的细菌种类众多，大部分是无辜的。

19世纪末期发现正常人的粪便中含有多种细菌，便有医学家提出正常人体肠道内有长居的细菌，还提出有些细菌是对人有益的。这种理论在当时被认为是唱反调。当时的想法是肠内的细菌会释放毒素，毒素经由血液遍布全身，引起各种疾病。"益生菌"是在一个偶然的机会下被发现的，这要归功于一位在保加利亚研究奶酪的微生物专家。

奶酪中的长寿之星

保加利亚家家户户都用牛奶制造奶酪，并将其用在各种食物中，可以说是国家的宝贝食物。当地人认为奶酪很有营养，是养生之物。这位研究者对奶酪中的微生物感兴趣，他想知道是何种细菌将牛奶发酵成为奶酪的。他分离出一种特别的乳酸杆菌，称之为保加利亚乳杆菌。这种乳酸杆菌将牛奶发酵为具特殊味道的奶酪，与其他国家的奶酪味道不同。他的发现受到在巴黎巴斯德研究院任职的梅契尼可夫教授的关注。

梅教授是著名的免疫学家，早期发现白细胞可吞噬细菌而获得诺贝尔生理学或医学奖。后来他对长寿感兴趣，想了解长寿的秘诀。他做了许多国家食物及生活习惯的比较，希望从中找到长寿的要素。

他读了有关保加利亚奶酪中的乳酸杆菌报告，觉得很有意思，因为保加利亚是个长寿的国家，超过百岁的老人还不少。梅教授认为保加利亚人长寿很可能与吃了含有这种菌的奶酪有关。

梅教授在当时颇具影响力。他的推荐文章使保加利亚奶酪成为长寿之星，很快传入欧洲各国。保加利亚奶酪瞬间成为这些国家喜爱的食物，后来还销售到亚洲国家。保加利亚学者的乳酸杆菌研究带动了益生菌的研究风潮，从事细菌研究的实验室加入益生菌研发之列。

日本京都大学代田稔（Shirota Minoru）教授培养出另一种乳酸杆菌。日本商人用这种菌制成饮料，就是我们熟悉的"养乐多"。经由推广，"益生菌"家喻户晓！

人的大肠内有许多不同种类的细菌，起初较受关注的是乳酸杆菌。20世纪末期，基因组测序用来分析粪便中的细菌后才发现，在大肠内居住的细菌种类及数目超多，不限于乳酸杆菌，总数目是人体细胞的百倍，全部基因也多于人体基因。这些肠道细菌自成一体，在肠道内成立了小王国，而大多数细菌都在帮助消化食物、保护肠壁。

肠道菌群可以保护健康

为何人体会让那么多的细菌永久居住在肠内？其中奥秘还没有完全解开，但有一种解释似乎很合理：细菌趁新生儿的免疫系统还没完全发育就进入肠道，开始定居繁殖。一旦新生儿的免疫系统充分发育后，开始识别自体细胞时，肠道细菌已经定居，成为大肠的一部分，因此就被免疫细胞认为是自体，不会出手攻击，于是这些细菌一生都居住于大肠。

这么多细菌共同生存也不容易。在健康人体的大肠中，百种细菌共生共存，没有明显冲突。这些细菌是如何达到协调平衡的状态呢？科学家并不清楚，仍待研究。但有一点可以确定，大部分细菌都有一个共同目标：协助人体，也借着人体保护自己。

科学家如何证明肠道菌群具有保护人体健康的功能呢？

一种方法是给小鼠使用抗生素，把小鼠大肠中的细菌杀光，小鼠很容易生病。小鼠的肠道菌群被破坏后，心脏的自我修复能力也受损了！人在使用太多抗生素后，会清除益生菌，有害菌如艰难梭菌会引起肠炎，导致慢性严重腹泻，药物治疗一点效果也没有。单纯的益生菌治疗无效。

很奇妙的是，由正常人粪便中提取的细菌做成液剂或片剂，却可以对付这种肠炎。这就是所谓的"粪菌移植疗法"。正常人粪便中含有的细菌种类很多，进入患者肠内可以有效地让肠道菌群恢复平衡。

肠道菌群具有高度代谢能力，可以将食物成分分解成有益的化学物质。目前已经分析出众多化学物质，在此举例一二。

肠道菌群将人体细胞无法分解的食物分解成小分子脂肪酸，这些短链脂肪酸有助于保护心血管。肠道菌群也会将食物中的氨基酸等分解成小分子化学物质，目前对这些代谢物生理功能的了解如冰山一角，有待进一步研究。

现在已经有足够证据证明肠道菌群及其代谢物对人体免疫具有很大的调控力。这种免疫调控力不仅影响肠内免疫，在全身免疫反应中也扮演着重要角色。

保护心血管的肠道菌群

居住于大肠的细菌与心脏相距一段距离，而且肠与心脏没有直接关联，可以说肠道菌群与心血管是两个世界之物，各理其事。没想到，科学家在小鼠实验中发现了使用抗生素会让肠道菌群数量减少、平衡失调，之后小鼠容易患血管硬化。更惊人的是，心肌缺血梗死后，心脏会变形、纤维化。若将正常小鼠粪便中的细菌移植入使用抗生素的小鼠体内，可让其肠道菌群恢复正常，并且可以保护心血管，减少血管硬化，也让心脏受伤后得以修复。

这些小鼠实验结果显示，正常的肠道菌群在维持心血管健康中扮演着重要角色。这一结果对保护心血管带来了新的启示，但还是要在人体试验证实后才可行。

最近这类人体试验已有初步成果。心肌梗死者的肠道菌群种类与正常人的肠道菌群不同。已经发现有几类菌种可能和炎症有关。

炎症是动脉硬化的主要促发因素，也会影响心肌梗死后心脏的修复。慢性炎症会促使心脏纤维化，并且发生结构改变，降低心功能。

肠道菌群如何维护心血管健康呢？有两种可能的解释。一种解释是，肠道菌群各司其职将肠内食物分解，产生一群小分子代谢物。这些代谢物渗入血管腔，随血液循环。这些小分子代谢物具有降胆固醇、降血压及降低炎症反应的功能。另一种解释是，肠道菌群经由免疫调节功能抑制了炎症反应。

有一个相当迫切的问题是：益生菌可否补充肠道菌群，使其达到平衡，发挥保护心血管的作用？以目前市面上的益生菌商品来看，似乎不足以补充肠道菌群，但是粪菌移植很可能有效，使肠道菌群恢复平衡。肠道菌群产生的小分子代谢物也可能维护心血管健康，预防血管硬化及心力衰竭。

医学的进步经常来自"异想天开"的实验，以粪便中的细菌治病便是如此，而粪菌移植已成为治疗严重腹泻的一种手段。期待将来能发现更多重要的方法用于保护心血管，降低心血管疾病。

第4节 健康的血管老化

人体老化时，最明显的变化是皮肤长皱纹、记忆衰退、听力减弱、视物模糊、肌肉无力及关节僵硬等。血管也会老化，只是较不明显。动脉随着年龄增长会变硬、缺乏弹性，和年轻人相比，超过半数中年人的动脉已失去弹性；到了70岁，极少数的人动脉还能维持正常弹性。

动脉失去弹性，便无法调控血流压力，因此血压增高。动脉之所以失去弹性，是因为中层的胶原纤维增多，弹性纤维减少。弹性纤维减少会使动脉失去弹性。

与年龄相关的动脉病变是自然老化过程，还是多年不良的生活及饮食习惯造成的？这个问题不容易回答，很可能二者兼而有之。

老化的推动因子

自然老化和年龄有密切关系，但与个人的基因变化也有关联。有些高龄老人看起来年轻且精力充沛，而且血管仍然健康如年轻人。相反，有些中年人血管已开始老化。每个人都要走向老化的过程，只是有的人启程早，有的人老化迟迟来临。研究已经发现了重要的老化细胞及基因改变，同时也发现了一些老化的推动因子，其中以活性氧及慢性炎症最为显著。

活性氧指的是一种活性高的氧化物。在正常生理状态下，人体内的细胞只含有少量的活性氧，细胞内具有抗氧化的酶将过剩的活性氧中和掉。少量的活性氧对细胞是有利的，一旦这种物质太多，反而会破坏细胞，使得基因不稳定，并引发细胞老化和死亡。老化的细胞会分泌炎症因子，导致慢性炎症。活性氧是老化的推动者，同时也带来常见的老年性疾病，包括心血管疾病。

近年来的研究越来越关注慢性炎症与老化的关系。发炎是人体重要的生理武器，用来对付病菌。生理性发炎是急性的，细菌和病毒感染时，白细胞利用发炎抗菌。消除了病菌后，炎症反应很快消失。

环境中的化学毒物进入人体，也会引发炎症反应，但发炎并无法除去这些化学物质，因此产生慢性炎症。人体的免疫系统对自体内的蛋白质、细胞残骸、核酸等物质发动炎症反应，这就是自身免疫性炎症。炎症严重时还会导致自身免疫疾病。有时，自身免疫性炎症反应轻微，不致引发疾病，但会延续成慢性炎症，推动老化。慢性炎症反应是全身性的，对心血管健康的危害相当大。

老化引起的胰岛素抗拒与血压问题

　　老化对人体肌肉影响很大。有些人老化时肌肉减少，变得无力。老化还会阻碍肌肉摄取葡萄糖，导致人体能源减少。老化使肌细胞对胰岛素产生抵抗，让胰岛素失去调控葡萄糖进入肌细胞的效能。

　　腹部的脂肪细胞也是依赖胰岛素把葡萄糖转入细胞内的。老化也会使脂肪细胞对胰岛素产生抗力，只能摄取果糖，果糖会增加脂肪的产生，因此使腹部变得肥胖，腰围增加。

　　老化引起的胰岛素抵抗使得葡萄糖堆积在血液中，血糖升高，造成糖尿病及代谢综合征，增高心血管疾病及小血管疾病的患病风险。

　　血压会随着年龄增高，这与老化引起的血管病变有直接关系。动脉失去弹性时，血管无法调节血流压力，因此血压上升，结果产生两个有关高龄者高血压的问题。一个是高龄者的高血压标准是否与中年人及年轻人一样？另一个是高龄者的血压要多高才开始使用药物降低？这两个问题让国际高血压专家头痛，至今仍持不同的意见。

　　首先是对高血压定义采用不同标准。美国心脏协会根据流行病学研究及临床人体试验报告做详细分析及评估后，推荐高龄者的高血压定义与中年人及年轻人相同。血压超过130／80mmHg就是高血压。欧洲心脏病学会和欧洲高血压学会则建议血压超过140／90mmHg为高血压。

欧洲专家也是根据流行病学及临床研究报告制定出的高血压标准，但为何和美国专家分析出来的结果不同？这是由于对疾病风险的态度不同。美国专家要把风险降到最低，而欧洲专家则考虑到老人用药的问题。

第二个问题是用药物控制高龄者血压的标准，意见更有分歧。美国专家建议血压超过130／80mmHg便要用药控制，尽量将血压降至120／80mmHg以下。美国家庭医师协会的推荐值是收缩压超过150mmHg时才用药物控制。欧洲专家则建议65～79岁的高龄者，血压超过140／90mmHg才开始用药控制；80岁以上高龄者不必急着降压，血压超过160／90mmHg才使用药物，并且推荐把血压降到140／80mmHg以下。以不同血压标准决定使用降压药，是考虑到血压降太低时会头晕跌倒，而老年人跌倒频率很高且后果常常很严重。

中国的高血压定义与欧洲的高血压定义相似。超过140／90mmHg为高血压，建议用药物降压。心血管疾病风险高的则以130／80mmHg为标准，进行药物干预。

高血压的标准就像会移动的标靶，仍然未定，有待将来以更好的方法制定出一个国际通用的标准。

高龄者的血胆固醇矛盾风险

血中坏胆固醇是血管硬化风险之首。坏胆固醇越高，血管硬化及冠心病的发生率越高，而且死亡率也增高，所以要尽量通过改变不良生活方式、饮食习惯及使用他汀类药物控制坏胆固醇。

近几年的研究发现，高龄者的坏胆固醇及总胆固醇与冠心病之间存在矛盾关系。75岁以上高龄者的高胆固醇并不会增加冠心病的风险。更令人意外的是，高龄女性胆固醇高者比胆固醇低者更长寿。

导致这种矛盾关系的原因并不清楚。有一种说法是高龄健康人群有长寿基因保护，因此高胆固醇对其伤害被弱化。若没有基因保护，高胆固醇的人早就因为冠心病或脑卒中死亡了，活不到75岁。

这些研究引起了治疗上的讨论。健康高龄者以前没得过冠心病、脑卒中及其他心血管疾病，当其坏胆固醇或总胆固醇过高时，是否需要用药治疗？大部分专家主张先不用药，而是以改变生活方式、缓解压力及参加社交活动等方式试试。已经有报告指出，高龄者使用他汀类降脂药，其不良反应较大，如肌肉无力导致跌倒，反倒引发严重后果。

如何处理高龄者的高胆固醇问题，无法一概而论，而是必须根据个人情况决定。但要提醒的是，若曾经得过冠心病或脑卒中的高龄者，仍需使用药物将血胆固醇控制好。

保护心血管从小开始

保护心血管是一生之事。自儿童时就应该养成健康的生活方式及饮食习惯。这个时期要多运动、少久坐。养成喝水的习惯，限制高糖饮料。吃营养的食物，少吃炸薯条等零食。不吸烟、不喝酒、不碰毒品。进入职场，要继续维持健康的生活方式及饮食习惯，才会让心血管健康。进入职场后，精神上及工作上的压力大大增加。结婚后人生会更上一层楼，享受家庭之乐，也会迎来经济上及生活上的各种挑战，因此更应该学习缓解压力的方法。

解压的原则及方法如前文所述。到中年时，体重增加，腰围变粗，血糖高很常见，要多留意每天食物的热量摄取，控制好体重。

到了老年，步入人生最后一个阶段，对心血管健康的维护面临新的挑战。

一般将65岁以上的人称为"老年人"。在农业时代，人要活过65岁并不容易，而且总是满脸皱纹，的确符合大众印象中的老人样貌。20世纪是人类寿命的转折点，平均寿命日渐增高。到了21世纪，超过80岁的老人已经不少。相较之下，65岁一点也不像老人。

另外，不得不考虑退休对身体的影响。20世纪初，大部分人60岁就退休了，因此社会把退休人士称为"老年人"。后来有些国家完全解除退休年龄的限制，不少人一直工作到七八十岁。这些仍工作的"老年人"充满活力，不比年轻人差，因此单一以"60岁""65岁"来界定"老年人"，也不符合实际情况。

流行病学研究将"老年人"分为65～74岁及超过75岁的老人，因为这两类人群的心血管风险因子、疾病预防及治疗是不同的。

65～74岁的人可以称为"年轻老人"，其实还没有老化成我们想象中的老人，而75岁以上的老人则称为"高龄老人"。发达国家，75岁以上的高龄者继续在增加，高龄者也越来越健康，其寿命会继续攀升。以后可能80～90岁以上的人才有资格被称为高龄老人。

高龄老人除了患心血管疾病外，还有其他器官功能失调的问题，如脑退化、肌肉关节退化引起的行动不便等，因此在心血管健康的维护与心血管疾病治疗上，和年轻人有所不同。接下来的讨论焦点将会放在心血管的健康维护上。

高龄老人的心血管保养之道

还没退休的年轻老人（65～74岁）在心血管维护方面，与中老年人（50～64岁）没有太大差别。一旦退休，生活上会有较大改变，精神上也会受到影响，对心血管健康也会产生威胁。

到了高龄（75岁以上），几乎所有人都已经退休，遭遇到的孤单及无聊更会给精神带来很大负担，容易产生失眠、抑郁、食欲不振、不想活动等问题。这些精神压力造成的后遗症对心血管健康极不利，需要设法填补空虚，消除孤独。

高龄者饮食习惯会改变，造成营养不足，而营养不足会损伤心血管健康。补足营养也是高龄者需要关注的问题。而高龄者对药物比较敏感，不良反应较多的药物使用起来要特别小心，不必用的尽量避免。

高龄者保护心血管的几个要点简述如下。

参加社区活动，降低孤独感及精神空虚

高龄独居者越来越普遍，精神上的孤独及空虚是难免的。参加社区活动，与人交往是去除孤独感的好方法。可与社区其他老人交谈、下棋、跳舞、打太极拳等。另外，也可以参加公益活动，如参加博物馆引导服务等。参加这些活动可以交友，也能有志同道合者陪伴。

注意营养

人老化时，生理上的改变会影响食物营养消化吸收。大肠蠕动减慢，容易造成便秘。味蕾的敏感度降低，对食物的味道感觉也会改变。有时嗅觉变得不灵敏，失去对食物香味的感受。牙齿不好时，无法充分咀嚼。这些生理老化影响了食欲及对食物的喜好而产生偏食，若再加上精神抑郁使食欲降低，更会产生饮食不足的问题，引起营养缺乏。研究发现，高龄者体内常缺乏维生素，特别是维生素B$_{12}$、维生素B$_6$及维生素D，维生素A、维生素E、维生素K、钙和钾等也经常不足。食欲不振时，还会引起蛋白质摄入不足，严重损伤心血管健康。

老年人的营养缺乏已成为公共卫生的挑战。填补不足需要从多方面着手。除了补充适合老年人食用的食物外，还要考虑医治精神上、牙齿及肠胃方面的毛病。除了一般的健康食物外，还要准备方便吞咽的食物。有时要额外摄入营养素补充剂。

食物方面如瘦肉及蔬果，要选用新鲜的，简单烹调，但要煮得比较软。多吃鸡蛋、禽肉、鱼虾及大豆制品。这些食物的蛋白质含量高，可以代替肉类。豆腐就非常适合老年人食用。

解决高龄者的营养问题并没有那么简单。不少老人独居，饮食要自己准备，健康及精力充沛的高龄者可以学习烹饪，但有些高龄者行动不便，又提不起精神，要准备三餐并顾及营养，谈何容易？这是各国面临的问题，需要政府、社会及家庭共同努力找出可行之法。

小心用药

老化也会影响药物代谢，高龄者用药需要特别小心，加上药物不良反应，因此非"必药"时，不随便吃药。

这里举两个例子。

一种药是阿司匹林。小剂量阿司匹林广泛用于预防冠心病及缺血性脑卒中复发。心血管疾病风险高的人也使用阿司匹林预防冠心病及脑卒中。高龄者是否也应该每天吃一小片呢？这个问题最近有了答案。

75岁以上的老人每天一颗阿司匹林，对降低冠心病、脑卒中及死亡率并没有作用，反而会引发出血。因此高龄者若没有心血管疾病的高风险，则不宜使用阿司匹林预防冠心病。

另一种药是他汀类药。他汀类药广泛用于降低血中坏胆固醇，借此降低血管硬化及血管硬化引起的冠心病和脑卒中。最近研究发现75岁以上高龄者坏胆固醇数值低时，死亡率反而增高。所以75岁以上高龄者不必吃他汀类药，而是应以良好的生活作息、健康饮食、缓解压力等方式来维持健康血脂。他汀类药对高龄者的不良反应较大，特别是会引起肌肉无力症状，容易造成跌倒。

使用药物控制高血压时也要小心。药物过量使用，会产生低血压。血压过低时会头晕而引起跌倒。高龄者跌倒是件大事，常因跌倒而骨折或脑出血，然后因并发症而丧命！

不随便食用补品

现在有很多养生补品，有些是天然的，有些则是人工制造的。补品如衣裳，会随着时代潮流、商机而流行。补品越稀有价格越昂贵。而与心血管健康相关的补品种类繁多，但其对于保护心血管的效果并没有经过临床试验证明。少数补品做了临床试验，但效果并不明显。

　　吃补品其实不如每天吃有营养、天然的食物。将天然食物烹饪成自己喜爱、好吃又有营养的菜肴，不但能一饱口福，还有助于调理身体。高龄者因为环境及生理限制，饮食不能随心安排，有时难免会因营养不良而补充营养素制剂。这时应该先咨询医生，请医生检查后推荐品质好的产品。稀有、昂贵的商业化补品不但无法补足营养，还可能会引起不良反应，选择上要非常小心。

　　总而言之，高龄者心血管的养护要点在于规律饮食，吃有营养、天然、有助于保护心血管的食物，适量运动，参加社区活动，与家人朋友多沟通，简单规律的生活及充足的睡眠，不吸烟，少喝酒，多喝水，不随便吃药或补品。

　　健康的生活方式虽然无法让人长生不老，但会让我们享有健康的心血管，健康老去！

后记

本书提供了有关心血管疾病的治疗，着重于原则及药理。实际的治疗因人而异，因此需要由专科医生给予详细的治疗方案及长期的健康规划。医生也会根据患者的具体情况做长期追踪治疗，请务必遵医嘱，按时服药并复诊。冠心病、糖尿病、高血压引发的疾病都是慢性的，需要长期预防及治疗。

本书的出版要特别感谢夫人石隆津女士。她很有爱心，也一直关心本书的进展。她用心帮忙阅读、校正，并且给予了很有价值的建议。谨将本书献给她。

感谢颐贤文教基金会的赞助及台湾清华大学江安世教授及李家维教授的鼓励及支持。感谢好友周贤益医生及李东璧医生花宝贵时间阅读稿件，并给予相当宝贵的意见。同时感谢台湾清华大学张艾茹精心协助准备稿件，远流出版公司董事长王荣文对本书出版的支持，以及总编辑王明雪、编辑林孜勤与策划钟曼灵给予的耐心协助。